外科系医師のための

手術に役立つ臨床研究

本多 通孝

福島県立医科大学教授・低侵襲腫瘍制御学講座

医学書院

外科系医師のための手術に役立つ臨床研究

発　行　2017 年 11 月 15 日　第 1 版第 1 刷ⓒ
　　　　2019 年 6 月 1 日　第 1 版第 2 刷
著　者　本多通孝
　　　　　ほん だ みちたか
発行者　株式会社　医学書院
　　　　代表取締役　金原　俊
　　　　〒113-8719　東京都文京区本郷 1-28-23
　　　　電話　03-3817-5600(社内案内)
印刷・製本　真興社

本書の複製権・翻訳権・上映権・譲渡権・貸与権・公衆送信権(送信可能化権
を含む)は株式会社医学書院が保有します.

ISBN978-4-260-03259-9

本書を無断で複製する行為(複写,スキャン,デジタルデータ化など)は,「私
的使用のための複製」など著作権法上の限られた例外を除き禁じられています.
大学,病院,診療所,企業などにおいて,業務上使用する目的(診療,研究活
動を含む)で上記の行為を行うことは,その使用範囲が内部的であっても,私的
使用には該当せず,違法です.また私的使用に該当する場合であっても,代行
業者等の第三者に依頼して上記の行為を行うことは違法となります.

JCOPY 〈出版者著作権管理機構　委託出版物〉
本書の無断複製は著作権法上での例外を除き禁じられています.
複製される場合は,そのつど事前に,出版者著作権管理機構
(電話 03-5244-5088,FAX 03-5244-5089,info@jcopy.or.jp)の
許諾を得てください.

推薦の序

　手術術式の発展してきた歴史を語るときに，症例報告が欠かせないと先輩外科医たちから教わってきた。読者の多くも外科の道に入って最初に学術的なまとめを行ったのは1例または少数例の症例報告だったと思う。成功例や失敗例にこれまでと違う何かが存在し，それが結果に結びついていると仮定して過去の報告例を文献で探っていくと，まだ手術の執刀をしていない若い時期だったが，次に出会う患者さんは必然的にうまくいくと思っていた。外科医として徐々に成熟し，合併症の発生率や術後のQOLを他施設と比較して同僚や他の医療スタッフに周知すると，彼らのモチベーションが上がるだけでなく，患者さんからの評判も上がって，紹介医の満足度が上がり，症例増加につながるという副産物も形成された。もう30年も前のコンピュータが普及していないころの話である。

　しかし，世の中は情報通信技術の発達により，知識や知見は電子データで何でも手に入るようになった。さらにその中からメタアナリシスや前向きランダム化比較試験（RCT）などの研究手法が発達して，患者に対して有益な手術か有害な手術かさえ判定可能になってきた。臨床研究の必要性が叫ばれるのも，このような背景があったからに他ならない。まさにこの時代に外科医として育った本多先生の『外科系医師のための手術に役立つ臨床研究』は，症例報告でとどまらずに臨床研究まで踏み込むことで，外科医が点と点で自分のキャリアを形成していくのではなく，面の上積みで確固たる土台を築く必要性を示しているといえよう。若手外科医が，自分たちの施設で工夫して結果につながってきた術式や患者管理を世の中で通用するものかどうかを問う手段は，臨床研究論文に他ならない。その必要性を示し，具体的な科学的アプローチの方法を論点の想起から始めて，親しみやすいキャラクターを登場させながら計画から論文化していく解説は，本書を読み込んでいくうえで自分もできるかもしれないという"やる気"を創出させる。

　本書はいわゆる原著論文を初めて起こすことが多い大学院生や，より専門性の高い外科のカテゴリーに入っていく探求精神旺盛な若手外科医には，必ず手元に置いて繰り返し読んでほしい内容が網羅されている。読み進んで「さあ，やるぞ」となった時点で昨今問題視される研究倫理や不正についての警鐘を鳴らす章が加えられているのも，本多先生ならではの心配りと思う。御自身の苦

労した体験を散りばめながら，少しでも多くの若手外科医を臨床研究へと誘い，科学する外科医の層を厚くして患者貢献とこの業界の発展につなげようとする内容を簡潔明瞭にまとめられたことに敬意を表し，強く推薦する次第である。

　またすでに管理部門に携わるようなベテラン医師には，若手外科医，とりわけ将来性を見込んだ部下に対して，成長を後押しする意味を込めて本書をプレゼントしてあげてほしい。そのこと自体が臨床研究指導に相当し，贈る側の価値を高めてくれると思わずにはいられないからである。

2017 年 10 月

順天堂大学教授・心臓血管外科／順天堂医院病院長

天野　篤

はじめに

「なぜ外科医が臨床研究を学ぶ必要があるのか?」という質問に対する答えは，簡単なようで難しいいくつかの論点が含まれています。私が研修医のころ多くの先輩方から，「外科医は手術の修行が第一である。学会発表ばかりしていても手術が下手なら外科医としての価値はない」「英語や統計の勉強などする時間があるのなら，うまい外科医の手術を見学しに行け」「ビデオを繰り返し見て，実際に手を動かすトレーニングを怠るな」といわれていました。

まさにそのとおりであります。

さらには，「手術はアートである，理論はあるがその価値は主観的であるべきだ。手術は師から弟子に伝承されてきた崇高な技術である。それに科学的に批判，検証を加えること自体，外科手術の発展，歴史的成り立ちを否定することである」ともいわれました。

まさにそのとおりであり，反論の余地がありません。本書は外科の手技的研鑽を否定するものでも，先人の作りあげてきた外科学における数々の偉業を否定するものでもありません。

それでもなお，外科医は臨床研究を学び，実践すべきなのです。

その理由を一言でいえば，「やりがいをもって仕事を続けていくため」です。毎年たくさんの若い医師が外科医として人生のスタートを切ります。私の時代はストレート研修でしたので卒後すぐに外科医のはしくれとして病院の名簿に名を連ねたものです。しかし卒後15年目の今，周囲を見渡してみると多くの同僚が疲弊し，挫折し，進路を変更しています。その一方で地域医療の外科医不足は深刻であり，各学会などが定期的に行うアンケート調査では地域の悲痛な叫びが聞こえてきます。手術件数ランキングなど，医療の質と関係のない情報が病院を勝ち組，負け組に二分化し，モチベーションを保てない医師が続出しています。

こんなご時世だからこそ,「臨床研究」なのです。今後,臨床研究を学び,実施することが地域医療を活性化するキーワードになるでしょう。本書を通じて,その意義を明確化し,今現在地域医療を支える若手医師がさらに飛躍する一助になればと心より願っております。

2017 年 11 月

本多　通孝

本書の特長

　私は大学院生のとき基礎研究を行う教室に所属していましたが，幸運にもいろいろな偶然が重なって臨床研究の方法論を体系的に学ぶ機会を得ることができました。その後，第一線の臨床現場に戻り，それまでに学んだ研究理論をどうやって外科領域の臨床研究に適応させ，手術手技の向上に役立てればよいのかということを考え，試行錯誤してきました。

　内科系の臨床研究と大きく異なる点は，「手術」という非常に大きな侵襲が発生し，その前後で劇的に患者さんの状態が変化することです。いったんは，患者さんの身体に少なからぬダメージを与え，その後徐々に回復してくるというダイナミックな生体現象をどのように測定し，記述し，そして分析するか，とても興味深く，奥が深いことだと思います。

　臨床試験や生物統計を扱った解説書，論文執筆のノウハウがまとめられた良書は数多く存在しますが，「手術」という介入でありイベントでもあるこの現象を評価する方法論については，確立した理論体系があるとはいえないのが現状ではないでしょうか。本書が扱うのは，臨床試験や生物統計の理論ではなく，もっと外科医にとって身近で日常診療に即した疑問を解決するための方法論です。手術の研鑽にいそしむ若手医師を対象に，あくまで外科医の目線で考え，そして若手の外科医が実践する「手術に役立つ臨床研究」ということにこだわって解説を試みています。私は消化器外科医ですが，あえて本書では循環器外科，整形外科，泌尿器科，脳神経外科，呼吸器外科，産婦人科など幅広いフィールドから興味深い実例を用意しました。

　診療科や臓器にこだわらず，外科医が手術手技の研鑽に役立てるために実施する臨床研究について，計画の立て方から論文執筆の実際まで，多くの実例を用いて読者の皆様と一緒に考えていきたいと思います。

目次

推薦の序 ……………………………………………………………………… iii

はじめに ……………………………………………………………………… v

本書の特長 …………………………………………………………………… vii

序章 外科医が臨床研究を始める前に ……………………… 1

1 臨床研究とは何か，じっくり考えてみよう …………………… 1

2 外科医は臨床研究を診療に取り入れているか？ ……………… 3

3 研究テーマは自分で決める ……………………………………… 5

4 外科系臨床研究の種類 …………………………………………… 7

5 外科領域のトップジャーナルとその動向 ……………………… 9

6 本書の進め方 ……………………………………………………… 11

第1章

計画編 **1**

臨床研究計画書を書く　作成上の要点と注意点 …… 13

1 臨床研究計画書の作成は必須である …………………………… 13

2 研究の背景・目的を書く ………………………………………… 17

3 研究の対象者を決定する ………………………………………… 30

第2章

計画編 **2**

研究仮説とデザインを書く ……………………………… 41

1 学会発表の研究デザインは明確か？ …………………………… 41

2 介入の割り付け方法を記述する ………………………………… 46

3 研究デザインを記述する ………………………………………… 47

ix

④ 探索的研究から仮説検証型の研究へ ……………………………… 59

⑤ 「前向き研究」と「後ろ向き研究」とは何か ……………………… 64

第3章 計画編 3

調査項目とアウトカムを書く …………………………… 73

① 調査項目の数と研究にかかるコストは比例する ………………… 73

② 調査項目を決定するために ………………………………………… 74

③ 研究計画書に調査項目を書く ……………………………………… 78

④ デザインの設計によりバイアスを予防する ……………………… 86

⑤ エンドポイントの記載 ……………………………………………… 98

⑥ 例数（サンプルサイズ）設計とその根拠を書く ……………… 105

第4章 実行編 1

臨床研究を論文にする …………………………………… 121

① 論文投稿までの道のり ……………………………………………… 121

② Introductionを書く―Introductionは完璧な論理を追求しよう …… 124

③ Patients and Methodを書く ……………………………………… 127

④ Resultsを書く―苦手な統計解析に踏み込む ………………… 129

⑤ Discussionを書く …………………………………………………… 148

⑥ 投稿後・reviewerとの闘い ……………………………………… 155

⑦ revise 原稿を書く ………………………………………………… 159

第5章 実行編 2

ランダム化比較試験の功績・観察研究の利点 ………… 163

① 臨床研究の叡智―
プラセボコントロール・ダブルブラインド・ランダム化比較試験 …… 163

② CAST studyの衝撃 ………………………………………………… 166

③ 外科領域の臨床試験におけるランダム化とダブルブラインド ……… 167

④ 外科領域の臨床試験にプラセボコントロールは必要か ………… 170

⑤ ブラインドと情報バイアスのコントロール ……………………………… 171

⑥ 見直される観察研究 …………………………………………………………… 175

⑦ 内的妥当性と外的妥当性 …………………………………………………… 184

⑧ RCTの実施要件と外科医の倫理を再考する ………………………… 186

⑨ RCTの利点・観察研究の利点のまとめ ………………………………… 188

第6章 実行編3
忙しい若手外科医のための時間の作り方・モチベーションの保ち方 …… 195

① 研究とは孤独との戦いであることを自覚し，覚悟を決める ………… 195

② 平日の業務を休む ……………………………………………………………… 197

③ データシート作成に時間をかけない …………………………………… 199

④ 研究資金を獲得する，できなければ自腹を切る …………………… 201

⑤ 正確なデータを得るためには業務を変えなければならない ……… 204

⑥ メンターをみつける …………………………………………………………… 206

第7章 終章
研究倫理・不正について ……………………………………………………… 209

① HTA（health technology assessment）とは ……………………… 209

② 研究倫理と不正行為 ………………………………………………………… 213

③ なぜ外科関連の研究にはspinが多いのか …………………………… 215

④ 医学研究指針の改正と個人情報を取り巻く現状 …………………… 218

おわりに ……………………………………………………………………………… 225

索引 …………………………………………………………………………………… 226

著者紹介 ……………………………………………………………………………… 232

🏠column

① メタアナリシスはずるい研究？ ………………………………………………… 29

② お医者さんの世界はおおらかである ……………………………………… 45

xi

③ いわゆる後ろ向き研究の利点を考える ………………………………… 70
④ 術後合併症の評価法について ……………………………………………… 93
⑤ 多施設共同研究の場合は入院バイアスに注意 ………………………… 97
⑥ 自己決定バイアス …………………………………………………………… 97
⑦ 海外データとの比較から考えるバイアスと交絡 …………………… 104
⑧ 分野融合とは，言うは易し・行うは難し ……………………………… 130
⑨ spin について ………………………………………………………………… 135
⑩ 回帰分析における変数選択について …………………………………… 146
⑪ 査読で「新規性がない」といわれたら…… ………………………… 158
⑫ 器械と薬剤の違い…………………………………………………………… 212

序章

外科医が臨床研究を始める前に

1 臨床研究とは何か，じっくり考えてみよう

　どのような科に進んでも，後期研修医として専門分野に入って1～2年もすれば，忙しい臨床業務をこなしながらも一度くらいは学会発表を経験すると思います。それどころかなかには論文執筆を開始している強者もいることでしょう。もしあなたが学会で発表した内容を，そのまま苦もなく論文にし，1年以内に採択までこぎつけたとしたらそれはすばらしいことです。しかし実際には，学会発表はできても論文にできない，日本語では論文が書けても英文論文にはできない，なかなか自分の臨床研究を形ある成果物にすることができないという人が多いのです。

　上司のボヤキが聞こえてきます。「せっかくよい演題を与えてやったのに研修医のがんばりが足りないから論文化できない」「（臨床はまじめにやっているようだが）地道な勉強をさぼっている」などなど……。しかし私の意見としては，若手外科医が臨床研究を「成果（論文）」にできないのは個人の努力が足りないというよりも，体系的に臨床研究の方法論を学ぶ機会がないこと，教える指導者がいないことが大きな原因ではないかということです。わが国の外科系の学術集会は抄録の採択基準がゆるく，演題数ばかり多くて内容の議論が十分ではなく，いくら発表をしても論文化に耐えうる理論構築ができないのが実情です。全国集会や総会であっても発表するカテゴリーにこだわらなければ一夜漬けで仕上げた抄録がたやすく採択され，実際の発表時間は3～5分程度しかなく，時間に押されてあいさつ程度の質問が1，2個あるかないか，演題の数が多すぎて発表会場は分散され，聴衆は同じセッションの関係者のみ，しかも自分の発表が終われば去っていくので終盤の発表を聴いているのは数名だけ。

1　臨床研究とは何か，じっくり考えてみよう　|　1

こんな光景をみるのは私だけではないでしょう。

　よい論文を書くには，よい題材があることももちろんですが，よい指導者や批判的かつ建設的な意見を述べてくれる同僚の存在が必要不可欠です。私自身も英文論文の執筆に卒後4年目からチャレンジを開始しましたが，初めてacceptを手にするまで3年以上の歳月がすぎていました。自己流でやっていたために時間がかかりましたが，この経験を通じて「臨床研究」を行うために最も重要なことに気づかされました。

　結論からいえば，臨床研究をするためには「方法論」をしっかり学ぶ必要があるということでした。こういうことをいうと，多くの若手外科医から，「統計の勉強ですね！」「統計学って難しいですよね」「どんなソフトがよいですか？」という反応が返ってきます。しかし，私はあえて臨床研究に最も大事なのは“統計学”でも“統計ソフトの使い方”でもないということを強調したいと思います。臨床研究に最も大事なのは「臨床医がもつ疑問（CQ；clinical question）」を解決する方法論を追求することなのです。

　たとえば，「虫垂炎の手術適応はどうやって決めたらいいのかな？」などという漠然と思いつく疑問をどのように解決するのか，その手段を考えるのは統計学者ではないのです。診療の最前線に立つ臨床医，すなわち“あなた自身”がやらなければ誰にもできないことなのです。本書では臨床研究の方法論（デザイン論と呼ぶこともあります）と，それを明確化する研究計画の構築（デザイン設計と呼ぶこともあります）についても基本的な事項を紹介しながら，研究計画書の作成方法について，さらには論文化の方法について一緒に考えてみたいと思います。最近では，「臨床研究の計画段階から統計家に相談しなければ……」という強迫観念にとらわれすぎて，統計解析だけでなく，最も大事な「臨床医の疑問（CQ）を研究計画書にデザインする作業」をも統計学者に丸投げしてしまう場面をみかけます。そのような場合であっても，臨床研究に造詣の深い生物統計家であれば，丁寧に議論を掘り下げて，臨床医の漠然とした疑問を明確化し，一緒に方法論を突き詰めるという作業から始めてくださいますが，これは非常にまれなことです。実際にはお互い忙しい研究者の間ではコミュニケーション不足に陥り，臨床医は統計家が何をいっているのか最後までわからないまま結論だけを発表し，統計家も臨床医の真の疑問が何であったのかわからないまま解析をし，研究を終えるというケースが実は多いのではないかと感じます。

　臨床研究は建築にたとえられることがありますが，お金持ちのオーナーと腕

利きの職人がいれば，立派な家が建つでしょうか？ 建築士の存在が必須では
ないでしょうか。同様に豊富な症例データを有する大きな病院の臨床医と統計
の専門家がいるだけでは，臨床研究は決して成り立ちません。臨床研究におい
てこの設計建築士の役割を担う者を，日本語では"臨床研究方法論者"または
"デザイン論者"などと耳慣れない言葉で置き換えられますが，英語では"clini-
cal researcher"，Google 検索で 28 万件もヒットする一般用語なのです。わが
国で初めて clinical researcher の養成コースを開設したのが京都大学（master
of clinical research コース）で，2005 年のことですから，わが国ではまだ歴史
が浅く認知も十分でないのは当然のことかもしれません。しかしそうはいって
も，臨床研究の草分けの時代から 10 年以上が経ち，徐々にデザイン論が臨床
医の間にも浸透しつつあります。残念ながら，外科領域では，clinical researcher
と呼べる人材はまだまだ少なく，わが国から発信される質の高い臨床研究論文
は少ないのが現状です。今後，外科領域にも，clinical researcher がもっと
もっと必要になるでしょう。本書を通じて臨床研究の方法論について学ぶきっ
かけを提供できればこれに勝る喜びはありません。

2　外科医は臨床研究を診療に取り入れているか？

　外科医は臨床研究の論文を読んでも，「よし，じゃあ次の手術からはこうし
よう！」と自分の診療を安易に変えることはありません。「手術という介入の効
果」を科学的に分析することの難しさを，手術の中身をよく知っている外科医
は感覚的に理解しているのです。**外科医として経験を積めば積むほど，手術に
関する臨床研究の成果がいかに危ういものであるかを肌身に染みて感じとって
いる**といえます。

　この外科医がもっている「臨床研究の危うさ」という感覚には，「科学的な要
素」と「社会・文化的な要素」があります。「科学的な要素」とは，第一に介入
（手術）の細かい違いを記述・計測して解析することの難しさです。同じ名称
の術式でも術者や施設（医局や流派）によってやっていることが結構違うもの
です。いくら高画質な手術ビデオが普及して一定のやり方が共有される（術式
の定型化などといわれる）ようになってきたとはいえ，術者の経験則に基づく
細かな配慮，使用する道具，周術期の管理など，ばらつきが大きいといわざる
を得ません。第二に，介入だけでなく，アウトカムも測定不能なものが多く，

これも大きな問題点といえるでしょう。アウトカムとは手術成績と読み替えてもよいでしょう。つまり「何をもって術式の優劣を決定するのか」という非常に深い問題があります。術後合併症の有無，在院日数など比較的わかりやすい指標もありますが，たとえば「悪性腫瘍」の手術では多少術後の立ちあがりが悪く，在院期間が長引いたとしても長期的に根治が得られ，一定の生活の質（QOL；quality of life）が維持できれば優れた術式といえるでしょう。長期成績はすぐには求まりませんし，QOLの定義や測定が難しいのはいうまでもありません。

　一方，「社会・文化的な要素」には，「外科手術の効果を評価すること自体がナンセンスである」という考えがあります。エビデンスの重要性もさることながら，先人が創意工夫して作りあげてきた手術法や哲学を受け継いでいくことの大切さも外科医は身に染みて理解しています。そもそも，そのような教えを理屈抜きに反復練習し，身につけていくことこそが手術手技のトレーニングそのものでありましょう。また患者の立場からすれば，手術は一発勝負なのだから，経験豊富な外科医が存分にそのパフォーマンスを発揮できる環境で治療を受けたいと望むのは当然のことです。仮にランダム化比較試験（RCT；randomized control trial）を行ったとして，術式を他者に指定されること自体，通常診療と異なるプレッシャーを外科医に与えています。人がなんといおうと，自分の好みに合ったやり方が一番よい，という考え方もまた正しいと思います。

　外科医にとって見も知らぬ他人の書いた論文の結果がいかに優れていたとしても，それを鵜呑みにして自分の手技を変えるというのは勇気のいることです。また，直前の経験が，直後の診療に影響を与えやすいということも外科診療ではよく起こりえます。勇気を出して新しい試みを開始し，最初の数例はうまくいったものの，そのうちに重大なトラブルが発生して二度と同じ術式をやらなくなったという経験をもつ外科医は少なくないのではないでしょうか。

　では，外科医が取り組む臨床研究とはどうあるべきか。原点に立ち戻って「何のために臨床研究を行い，論文を書くのか」ということをシンプルに考えれば，やはり**同業の外科医たちに読んでもらい，彼らの診療の役に立ててもらうことこそが最終的な目標**といえるでしょう。外科医にとって役立つ情報を発信し，その内容を信頼してもらい，広く受け入れて，診療に取り入れてもらうためには，上述した外科系領域の臨床研究における特有の問題点を1つひとつ真摯に受け止め，丁寧に答えを探っていくということに尽きると思います。深く考え，データに謙虚に向き合い，誠実に発信していく姿勢をみせること，そ

4　｜　序章　外科医が臨床研究を始める前に

れこそが若手外科医に求められる研究姿勢ではないでしょうか。

3　研究テーマは自分で決める

　最後に臨床研究において，見落とされがちな，しかし根幹となる重要な点を強調しておきます。臨床研究は「臨床医が診療でもった疑問（CQ）」を解決するために行われます。CQ は，最初は漠然とした，総論的かつ抽象的なものです。しかし臨床研究を計画する過程で，自分の疑問をより明確にし，各論的かつ具体的に固めていかなければなりません。その過程は臨床研究の最も大切な部分であると同時に，あなた自身で行わなければならない作業なのです。私たちは 1 人として同じ人間はいません。スタート地点では同じような CQ をもったとしても，それを何度も推敲し，掘り下げていくことで，研究者の価値観や好みには隔たりが生じてきます。これこそが，「**あなたの**」臨床研究なのです。

　たとえば，「胆石症の患者には，どのようなタイミングで手術を行うのがよいか」という漠然とした総論的な疑問をもつ外科医は多いでしょう。しかし，いざ研究を計画してみると，ある者は「無症候性の胆石症を有する患者」を対象とする研究，ある者は「発作後にいったん症状が治まった患者」を対象とする研究，さらに別の者は「胆囊炎を併発している急性期の患者の初期治療に関する研究」を計画するかもしれません。あなたの興味のポイントによって研究内容は大きく変わってきます。また，同じ無症候性胆石症を扱う場合でも，検診で発見された患者さんを対象に経過をフォローしてイベント発生を観察し，発症リスク要因を同定するような，疫学研究に近い手法に興味をもつ者もいるでしょう。そのなかでも手術の対象外にできるような発症の低リスク患者を抽出したいのか，逆に緊急手術を行うべき患者の抽出をしたいのか，さらには有症状の胆石症患者の手術成績と比較して発症前の手術がいかに有利であるかを明らかにしたいのか，はたまた，胆摘後の QOL や後遺症の観点から手術の是非を評価するのか，外科医教育の観点から執刀経験と適正な手術時期を検討するのはどうか，医療経済からの視点で手術適応を評価するのはどうか，などなど……。臨床上の興味はこのように多岐にわたってどんどんと広がっていくもので，枚挙に暇がありません。1 つの臨床研究で明らかにできることは限られています。せいぜい 1 つ 2 つの仮説でしょう。ですから，みんなで 1 つの臨床研究を行う，ということは基本的にお勧めしません。もちろん研究を実施する

ための協力体制は敷くべきですが，原則として1人が1つのテーマを受けもつことが重要です。すなわち，臨床研究は自分の臨床疑問を掘り下げる作業そのものだからです。深く，より深く，掘り下げるのは唯一自分の興味によってのみ可能になることであり，掘り下げていくうちに他者との興味の溝はどんどんと広がっていきます。

　研究テーマは上司から部下に与えるべきだと考えている指導者，または与えられるものだと信じている研修医もいます。私の過去の所属教室はまったくそういうことはありませんでしたが，特に基礎研究では所属する研究室のテーマに沿って役割が与えられ，粛々と精密な実験を積みあげることが多いのかもしれません。外科医にとって基礎研究は「教養」または「学位のため」と割り切って，限られた時間のなかで成果をあげようとすればそうなるのも致し方ないかもしれません。

　しかし臨床研究は，自分自身の診療をよくするために行うものなのです。いい換えれば"自分にとって"切実で，興味深い，そして今後の診療行動を変える可能性のある題材を自らの手で選んでデザインし，分析していくものなのです。テーマは他人に与えられるものではなく，自分が組み立てるものなのです。誰かが計画した大規模な臨床試験や治験の手伝いをしていても，自分自身の臨床研究能力は身につきません。テーマを掘り下げる作業がなく，自発的に分析をする機会も得られないからです。そして臨床研究は大規模になるほど医師以外も含め大勢の人間がかかわるため，誰もが重要だと納得できる単純明快なストーリー（標準治療A薬と新規治療B薬の効果を比較するといったような）に落とし込む必要があり，どうしても単調な研究デザインになってしまいます。大型の臨床試験は個人的な興味を追求する場ではないので，これはしかたないことなのです。

　本書の対象は"若手外科医"ですから，大規模臨床研究や治験のノウハウはあえて扱いません。それよりも，もっと日常臨床で遭遇する"小さな"しかし"大事な"（small but significant な）疑問を追求する方法論を追求していきます。忙しい臨床医が，ともすれば日々の業務に埋没し，おざなりになってしまうかもしれない知的欲求を刺激し，生き生きと活動するためにも研究マインドをもつことが重要です。

　よい方法論に裏打ちされたしっかりした土台のある臨床研究は，規模が小さなものであっても必ずよい雑誌に掲載されます。本書は私自身の経験をもとに，外科系領域として消化器外科，循環器外科，呼吸器外科，小児外科のみな

らず，整形外科，脳神経外科，形成外科，泌尿器科，産婦人科などの若手医師を対象に，「手術に役立つ臨床研究」を計画し，実行し，そして論文にして世界に発信するための方法論に焦点をあて，こだわりをもって解説していきたいと思います。

4 外科系臨床研究の種類

　本格的な臨床研究の勉強に入る前に，外科領域の臨床研究にはどんなものがあるか，その分類と，各領域の外科系ジャーナルの現状を知っておくとよいと思います。"敵を知り，己を知らば百戦危うからず"という，孫子の兵法に照らし合わせて，自分の領域でねらったジャーナルについて調査しておきましょう。

　まず外科領域の臨床研究を大きく分類すると，

① 術式Aと術式Bを比較する研究【職人系】
② 周術期の管理方法を比較する研究【部活系】
③ 手術と保存的治療（内科療法または経過観察）を比較する研究【懐疑主義系】
（ほかに「リスク因子を予測する研究」などもあります）

の3つがあります（**図序-1**）。

　第一の"術式を比較"する研究。これは実に外科医らしい臨床研究ですね。新しい術式や自分が考えた手術の工夫などが従来法よりも優れているかどうかは誰もが知りたいところです。このような研究には，たとえば腎細胞癌に対する手術術式を例にとると「全摘がよいか，部分切除がよいか」といった中核となる手技自体を比較するパターンと，「開腹手術がよいか，腹腔鏡手術がよいか，もしくは後腹膜からの手術はどうか」といった「アプローチ法」を比較するパターン，無阻血腎部分切除時に使用する器械としてソフト凝固を使用して無縫合にするか，それとも切除部分を縫合する術式が術後の腎機能に有利かといった「使用デバイス」を比較するパターンなどが含まれます。また，「専門医資格の有無」「経験年数○年以上または□例以上」などの術者の経験と手術成績を比較するような研究を含めてもよいでしょう。これらは真に手術の技や質をよりよいものに磨きあげたいという「職人気質」の要素が強い外科医が発想する研究です。本書ではこのように術式の中身を比較する研究を好む人を"職人系"外科医と呼びます。

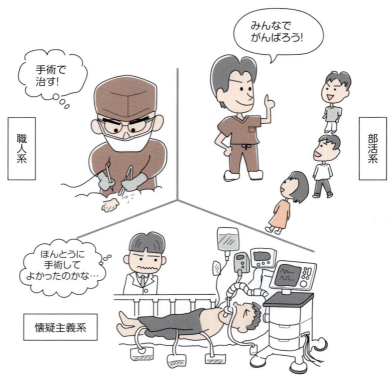

図序-1 3つのタイプに分かれる外科系研究

　それに対して，チーム医療を重視するリーダーシップのある外科医が考える研究テーマは，手術前後の管理に関するものが多いようです。たとえば周術期の抗菌薬の使用が術後合併症の予防に寄与するかどうか，術後のリハビリが深部静脈血栓を予防するかどうか，術前後の化学療法が予後の改善に有効であるかどうか，などなど術式そのものの質が均一であるという前提に立ち，手術以外の介入を比較しようとするものです。これは外科医だけでなく，麻酔科医や内科医が計画することも可能です。また理学療法士，薬剤師または管理栄養士といった医師以外のコメディカルも興味をもって参加できる臨床研究です。手術の中身を追求する"職人系"に対してチームワークを重視するといった意味でここでは"部活系"外科医とします。

　そして，もう1つは，手術と手術以外の治療を比較する研究です。すなわち「標準的には手術が行われているが，もしかしたらやらなくてもよいのではな

いか?」という外科医の存在そのものに疑問符をつける可能性がある研究です。たとえば急性虫垂炎は，炎症が軽度のものは必ずしも手術をしなくてよいことを経験則として外科医は知っているのですが，保存療法が長期的な観点でどの程度の成功率を有するのかはあまり知られていません。そこで，虫垂炎と診断された症例について，初回治療として手術療法と保存療法の成績を比較するような臨床研究が成り立ちます。このように手術療法と手術以外の内科的治療を比較検討する臨床研究を好む人を本書では"懐疑主義系"としました。おもしろいことに，得られた結果によっては外科医のこれまでの仕事を否定し，将来的に外科医の仕事を減らしてしまい，自分の首を絞めているのかもしれないというのに，患者さんのため，医療コストのためと，広い視野で物事を考えすぎてしまう外科医も一定の割合で存在するのです。自身の存在意義すら自問自答してしまうリベラルな精神をもった外科医はこのような研究を着想してしまうのです。

　本書で扱う「外科領域の臨床研究」とはこの3つの分類にあてはまる研究を対象としており，大規模なランダム化比較試験であろうと，ビッグデータ研究であろうと，大抵はこの3つにあてはまります。なかには「いやいや，この分類にあてはまらない研究もあるぞ」という声が聞こえてきそうですね。そのとおりです。実はカッコつきで記載しましたが，外科医の臨床研究は，「リスク因子の探索」をテーマにしたものが最も多いのです。術後合併症のリスク因子の検討，再発リスク因子の検討などが代表的なものです。これらは実にオーソドックスな研究手法なのですが，本書ではあえてこのような研究手法をお勧めしないことにします。その理由は次章にゆずりたいと思いますが，一言で説明すると，リスクの探索といった単調な横断研究から脱却し，いかにして説得力のある結果を示すための方法論を身につけるか，ということが本書の主題そのものだからです。

5 外科領域のトップジャーナルとその動向

　次に研究デザインと外科系雑誌の最近の動向について紹介しておきます。ここでは細かいデザインの分類はせず，おおざっぱに「ランダム化比較試験（RCT）」と「観察研究」について，各外科領域の有力ジャーナルの傾向を示します。

　よく「観察研究」はエビデンスレベルが低いのでよい雑誌に掲載されないな

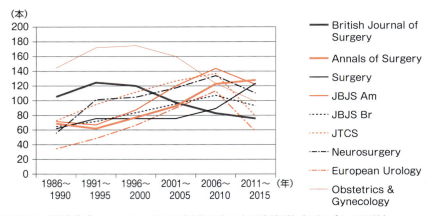

図序-2 外科系ジャーナルにおける観察研究の年間採択数（5 年ごとの平均）

JBJS Am：The Journal of Bone and Joint Surgery (American volume)，JBJS Br：Journal of Bone and Joint Surgery (British volume)，JTCS：Journal of Thoracic and Cardiovascular Surgery.

どという流説を耳にすることがあり，最初からトップジャーナルへの投稿をあきらめてしまう人もいるようですが実際はどうでしょうか．

図序-2 は，各外科系領域の有力ジャーナルをいくつかピックアップしたもので，縦軸は年間の観察研究（対象はヒトに限る）の採択論文数を表しています．年間 60～120 本もの論文が採択されています．たしかに，ここ 10 年ほどは多くの雑誌で少し減少傾向にあります．落ち込みが大きいのは「JTCS (Journal of Thoracic Cardiovascular Surgery)」と「European Urology」でしょうか．一方，「Annals of Surgery」や「Surgery」はここ 20 年ほど一貫して採択本数が上昇しています．

図序-3 は，同様にして観察研究/RCT 比（ORR：observational study-randomized control study ratio）を表したもので，1 本の RCT あたり何本の観察研究が発表されているかを示したものです．つまり RCT でなければ採択されにくい雑誌を評価する指標になります．一見しておわかりのとおり，「どの領域の雑誌も大差はない」のです．1 本の RCT を採択するのと同時に，観察研究はその 3～5 倍もの論文が採択されています．たしかに 30 年前と比べると ORR は減少していますが，各領域のトップジャーナルにおいては，どの領域も観察研究を価値のある医学情報として認めているといえそうです．なお，上記 9 つの雑誌について impact factor と ORR の関連を示したのが **図序-4** です．

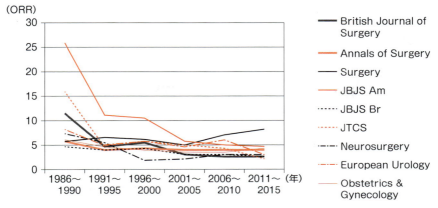

図序-3 外科系ジャーナルにおける ORR

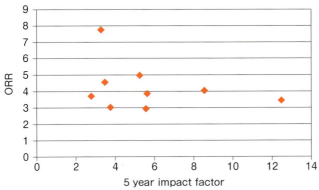

図序-4 impact factor と ORR の散布図

　横軸が雑誌の 5 year impact factor ですが，impact factor の高低と ORR にはほとんど相関がみられないことがわかります。観察研究ではよい雑誌に掲載されないなどという確たる根拠はないといえるでしょう。

6　本書の進め方

　本書の内容は大きく"計画編"と"実行編"の 2 部構成になっています。

6　本書の進め方 | 11

夢なき者に理想なし，

理想なき者に計画なし，

計画なき者に実行なし，

実行なき者に成功なし。

故に，夢なき者に成功なし。

とは吉田松陰の言葉です。数ある診療科のなかから，特にリスクの高い外科医を目指したからには誰しも"夢"や"理想"があるでしょう。そこから成功につなげるために必要なのは「計画」であり「実行」なのです。本書はその「計画」と「実行」について表面上の理論を俯瞰するのではなく，実際に若手外科医がどのように行動を起こし成果を手中に収めるかについて，具体例をもって掘り下げていきます。

計画編（第1〜3章）では，臨床研究を実施した経験の少ない若手外科医の視点で，臨床研究の着想段階から研究計画書の書き方までを解説します。最初の第一歩の踏み出し方から，緻密な計画書の作成まで，身近な具体例を用いて疑似体験していただきます。

実行編（第4〜6章）では，論文の書き方，投稿までの道のりについて扱います。単に論文投稿のテクニックではなく，トップジャーナルに通用する論理的なストーリー展開や解析結果のみせ方，reviewer への対応などについて実例を用いて解説していきます。さらに，「時間がない！」「お金がない！」など実際に研究を実行し論文発表に至るまでに出現するさまざまな障壁を，どのように突破していくかという問題についても，一緒に考えていきたいと思います。

終章（第7章）では，臨床研究のみならず，医療そのものにおいて重要な柱である「倫理」について考えます。

なお，参考図書として，私の恩師である京都大学の福原俊一先生著『臨床研究の道標—7つのステップで学ぶ研究デザイン（第2版）』（上・下巻，健康医療評価研究機構，2017）を推薦いたします。こちらの書籍は，他書では学ぶことができない研究デザインについて詳述されています。私のスタンスとしてはこの書籍で解説されている7つのステップを踏襲して臨床研究を進めていくことをお勧めしていますので，具体的な研究の方法論については上記書籍をご参照いただければ，なお理解を深めていただけると思います。

第**1**章 計画編 **1**

臨床研究計画書を書く
―作成上の要点と注意点

1 臨床研究計画書の作成は必須である

◉ 研究計画は事前に公表しなければならない

　医学界における 2016 年を振り返ってみると，何かと歯切れの悪い 1 年だっ たように思います。上半期には新専門医制度の混乱が波紋を広げ，下半期は臨 床研究に未曽有の危機が押し寄せたのです。それまで水面下で議論され練られ てきた問題解決策が，いざ現実のものとして表出しようとする際に発生した大 きな摩擦音は，本来楽観的なはずの多くの外科医に言い知れぬ不安感を与えた といっても過言ではありません。臨床研究に関する未曽有の危機とは，個人情 報保護法の改正に伴う，「人を対象とする医学系研究に関する倫理指針」（以下， 「倫理指針」）の一部改正（2017 年 5 月 30 日施行）によるものです。このことで， 主として若手外科医が日常的に取り組んでいる「カルテ調査研究（＝普通の学 会発表）」をも含めた臨床研究全般が，壊滅の危機にさらされたのです。経緯 の詳細は，第 7 章に述べますが（→ 217 頁），カルテ調査研究であっても，デー タ利用には本人の同意を得る必要があるという方針が示されつつあったので す。最終的に，その事態は回避されましたが，ここで重要なのは，「たとえ病 院のカルテ調査の横断研究や，いわゆる "後ろ向き" 研究であっても**研究計画 書の作成と，倫理委員会の承認，研究内容の公開とオプトアウトの手続きが必 須である**」ということです。オプトアウトとは，研究対象となる患者さんが研 究への組み入れを拒否できる機会を保障することで，具体的には病院のホーム ページなどに研究内容を公開し，参加を拒否したい患者さんからの問い合わせ 窓口を設定しておくことが必要になります。もちろん，前向き研究や介入研究

では今までどおり，インフォームド・コンセントをしっかりと行い，原則として文書での同意を得ることが必要です。後ろ向き研究では転居などで連絡がつかない場合や，すでに死亡している対象者が研究対象に含まれてくるため，個々の同意取得は事実上不可能であり，オプトアウトでよいということです。

● 複雑化する臨床研究計画書の「雛形」

ところで臨床研究の計画書には何を記載すべきでしょうか。これは「倫理指針」の第3章・第8項によって以下のとおりに規定されています。全部で25項目が設定されています。

① 研究の名称
② 研究の実施体制
③ 研究の目的及び意義
④ 研究の方法及び期間
⑤ 研究対象者の選定方針
⑥ 研究の科学的合理性の根拠
⑦ 第12の規定によるインフォームド・コンセントを受ける手続等
⑧ 個人情報等の取扱い
⑨ 研究対象者に生じる負担並びに予測されるリスク及び利益，これらの総合的評価並びに当該負担及びリスクを最小化する対策
⑩ 試料・情報の保管及び廃棄の方法
⑪ 研究機関の長への報告内容及び方法
⑫ 研究の資金源等，研究機関の研究に係る利益相反及び個人の収益等，研究者等の研究に係る利益相反に関する状況
⑬ 研究に関する情報公開の方法
⑭ 研究対象者等及びその関係者からの相談等への対応
⑮ 代諾者等からインフォームド・コンセントを受ける場合には，第13の規定による手続
⑯ インフォームド・アセントを得る場合には，第13の規定による手続
⑰ 第12の6の規定による研究を実施しようとする場合には，同規定に掲げる要件の全てを満たしていることについて判断する方法
⑱ 研究対象者等に経済的負担又は謝礼がある場合には，その旨及びその内容
⑲ 侵襲を伴う研究の場合には，重篤な有害事象が発生した際の対応

⑳ 侵襲を伴う研究の場合には，当該研究によって生じた健康被害に対する補償の有無及びその内容

㉑ 通常の診療を超える医療行為を伴う研究の場合には，研究対象者への研究実施後における医療の提供に関する対応

㉒ 研究の実施に伴い，研究対象者の健康，子孫に受け継がれ得る遺伝的特徴等に関する重要な知見が得られる可能性がある場合には，研究対象者に係る研究結果の取扱い

㉓ 研究に関する業務の一部を委託する場合には，当該業務内容及び委託先の監督方法

㉔ 研究対象者から取得された試料・情報について，研究対象者等から同意を受ける時点では特定されない将来の研究のために用いられる可能性又は他の研究機関に提供する可能性がある場合には，その旨と同意を受ける時点において想定される内容

㉕ 第 21 の規定によるモニタリング及び監査を実施する場合には，その実施体制及び実施手順

　このようにたくさんの項目があり，またその内容は難しい文言で規定されているためこの時点で意気消沈してしまいそうですね。ただし，この項目は，倫理委員会の承認を得て，所属機関の長が認めれば，必ずしもこれらをすべて記載しなくてもよいことになっています。そこで多くの施設では倫理委員会審査を効率よく行うために提出すべき研究計画書の「雛形」を施設ごとに用意していることが多いのです。

　まずは，雛形があるかどうかを担当部署に確認し取り寄せることにしましょう。もし，あなたの勤務する施設に定型的な雛形がない場合は，web 上で「臨床研究・雛形」などのワードで検索をすると多数の大学病院の書式で計画書の雛形が公開されていることがわかります。初心者は，これらの情報を参考に計画書を作成してみるのもよいでしょう。しかし，ここで注意すべきは「雛形に沿って計画書を書くことと，研究の質を高めることは別物である」ということです。研究計画書の雛形はあくまでも倫理委員会が重要事項のチェック漏れを防ぐためのもので，法令上必要な文言が細かく記入されています。前述の研究計画書に記載すべき 25 項目は文部科学省と厚生労働省が定めたものであり，さらに民間事業者である私立大学や私立病院と，国立の研究所や独立行政法人，国立大学，地方公共団体や公立大学など研究を実施する場によってそれぞ

1　臨床研究計画書の作成は必須である　｜　15

れ適用される法令が異なりますし，施設による手続き上のローカルルールも混在しています。つまり計画書の雛形は，このような手続き上の側面が強く反映されているのであって，臨床研究の質を高めることに主眼が置かれているわけではありません。では，医学研究上または科学的見地から計画書にしっかりと記載すべき重要な項目はいったいどれなのでしょうか。本章では「臨床研究の質を高めるために，計画段階で徹底して練りあげておくべき重要な"柱"」について的を絞って解説を行います。

● 臨床研究計画書は建築設計図である

臨床研究は建築に似ています。つまり，研究計画書は建築における設計図の役割と同じです。昔のお城の天守閣をイメージしてもらえればおわかりのとおり，最も目立つ研究結果は屋根の部分です。立派な屋根を維持するためには，まず基礎・土台や隅柱の工事に手抜きがあってはなりません。

研究計画書の作成における重要な項目とは，ずばり以下の5つです。

> 1. 研究の背景・目的（指針③）
> 2. 対象の組み入れ基準・除外基準（指針⑤）
> 3. 調査項目とエンドポイント（指針④⑥）
> 4. 例数設計（指針⑥）
> 5. 仮説とデザイン（指針④）

これらの項目をしっかり詰めておけば，そのほかの細かい項目は自動的に決まっていくことばかりです。これらの5つのテーマは倫理指針では③〜⑥の項目に対応します。特に倫理指針では「④ 研究の方法及び期間」「⑥ 研究の科学的合理性の根拠」のような研究にとって一番大切だと思われる事項についてはあまり細かい記載を求められていませんが，実際にはこの部分が臨床研究を成功させるための99％以上の要素を占めるといっても過言ではないでしょう。

「1. 研究の背景・目的」は建築でいう"基礎と土台"にあたります。そして，「2. 対象の組み入れ基準・除外基準」「3. 調査項目とエンドポイント」「4. 例数設計」「5. 仮説とデザイン」は"四隅の柱"にあたります。木造建築では，建物の四隅の柱（隅柱）には土台から屋根まで中断されていない柱（通し柱）を立てるのが大原則です。隅柱には継ぎ目がなく強度の高い，最も重要な柱が必要なのです。そして，建物の見栄えを決定づける屋根の部分は「研究の結果」です。つまり研究結果はこれらの5つの構造物によって支えられており，構造物が脆

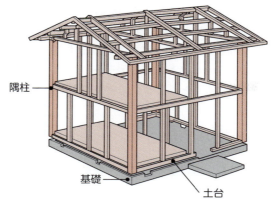

図 1-1　木造建築の構造

弱だといつ屋根が落っこちてしまうかわからない危険な物件になってしまうということなのです（図 1-1）。

　そういうわけで臨床研究を行う際に最初に行うべきは，やみくもに計画書の「雛形」を埋めていくのではなく，まずこの5つを自由記載の形で自分の言葉で文章化しておく必要があります．実際に文章化してみるとお気づきになるかと思いますが，実はこの5つを文章化する過程で，臨床研究の質が決定され，最終的な研究の成否に強く影響することになります．序章の繰り返しになりますが，統計学の専門家へのコンサルトは，まずこれらの項目を臨床医が臨床現場の視点できっちりと組み立ててから行うようにしないと，誰の，何のための臨床研究なのかよくわからなくなってしまう可能性があります．計画編では，これらの5項目について，1つずつ掘り下げていきたいと思います．

2　研究の背景・目的を書く

　研究背景の記述は，建築の基礎・土台作りと同じです．台風が来ても吹き飛ばされない家を作るのと同じように，ハンマーで叩いても壊れない頑強な理論構築が求められます．論理的な研究背景を記述するためには，研究目的の明確化と，既存研究の把握，の2つが必要です．手あたり次第に文献検索を行い，似たような論文から Introduction の記述をそのままいただいて「研究背景」に

してしまう，というやり方を目にしたことがあります．臨床研究が途中で進まなくなることの一番の要因は，この研究背景という基礎・土台作りを怠ることです．繰り返しになりますが，パクリでも真似でもなく「あなたの」臨床研究を実施するためにはどうすればよいでしょうか．以下，研究疑問を明確にすること，既存研究を把握すること，について概説します．

知りたいことをはっきりさせよう

　まず，臨床研究を着想するに至った経緯・背景をみつめ直し，研究の意義を問いただしてみる作業が大切です．この部分の解説に時間をかけようとすると多くの外科医は「そんなのあたり前だ，簡単にできる」と思ってしまうようですが，実際にはなかなか奥深いものです．この手順が臨床研究の土台になることですので，十分な時間をかけて丁寧に考えていきましょう．研究が進行していくといずれはなんらかの壁にぶつかります．データをとるとき，解析するとき，論文化するとき，reviewerからの査読結果を受け取ったとき，いろいろなハードルがありますが，あなたの臨床疑問が明確で，土台がしっかりしていれば必ず解決することができます．逆に，この土台がしっかりしていない研究は，（運よく論文化されることもありますが）軽い突っ込みでぐらぐらとゆらぐ砂上の楼閣になってしまいます．

　ここでは臨床研究の初心者として，「研修医シワシワ君」に登場してもらいます．彼は忙しい臨床業務に追われて身の回りのことがついついあとまわしに

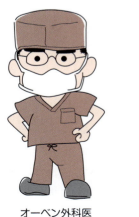
オーベン外科医

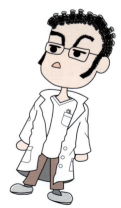
研修医シワシワ君

なっているようです。白衣もシワシワなのは大目にみてあげましょう。まだ後期研修に入ったばかりの半人前ですが，暑苦しい「オーベン外科医」にアドバイスを受けながら臨床研究に取りかかってもらうことにしましょう。

オーベン外科医：ではシワシワ君。まずは自分が一番に取りかかりたいと思っている臨床疑問（CQ；clinical question）を教えてください。

シワシワ研修医：はい。研修医のときに地域医療研修に行ったのですが，そのときに高齢者に対する股関節手術の適応に興味をもちました。つまり私の疑問は「高齢者に対する骨折の手術はどうするべきか」ということです。

うん。実に漠然としていてよいね。このままでは，漠然としすぎていて研究にはならないんだけど，心配はいらない。こういう漠然とした疑問を「臨床疑問（CQ）」と呼ぶ。これを磨きあげていくと，洗練されて「研究疑問（RQ；research question）」となる。まず，この漠然としたCQを，RQに落とし込んでいく作業から始めるんだけど，それをこれから一緒にやっていこう。スポーツでも芸術でも同じだと思うけど，初心者が自分の思うとおりに勝手気ままにやっていてはダメだ。一定の"型"を身につけてこそ，将来の飛躍につながるからね。で，まず確認しておきたいんだけど，シワシワ君はなぜこのCQをもったのかな？

はい。地域研修で療養型の施設に行ったのですが，そこには転倒して大腿骨骨折をしたのに手術を希望せず，そのうちにリハビリをして歩けるようになったという人がいました。逆に去年，整形外科を回っているときには，脳梗塞の既往があり手術前から自力で歩行できなかった人が大腿骨骨折の手術を受けましたが，術後も歩けるようにはならず，そのうちに誤嚥性肺炎を起こして結局お亡くなりになりました。手術をしなくてもよいケース，手術をしないほうがよかったケースもあるんじゃないかなと思ったんです。

なるほどね。シワシワ君は自分の経験から，大腿骨骨折の患者さんで

も手術をやらなくてもいい人，やる必要のなかった人がいるのではないかと気づいたわけだ．ではもう少しこの疑問を細かくみていこう．高齢者って何歳くらいの人を想定しているのかな？

ええと，WHOの定義では高齢者は65歳以上だったと思います．でも，日本は超高齢社会だし，よくある医学研究では75歳とか，80歳以上を対象にしたものが多いように思います．

じゃあとりあえず75歳にしておくかい？でも，年齢で区切ってよいのかな？同じ75歳でも，持病を抱えて思うように起きあがれない人もいれば，会社の取締役として世界を飛び回っている人もいる．

うーん．それでは，思い切って90歳以上としたらどうでしょうか．

それも1つの手ではあるけど，ちょっと考えが安易だね．そもそもシワシワ君の疑問はなんだったっけ？

あ，そうでした．初めは手術を受けたくない人や全身状態が悪くて手術に耐えられないような患者さんを想定していたのでした．そうすると，「自力歩行が困難な高齢者（75歳以上）に対して骨折手術は有効か？」，としてはどうでしょうか．

うん．少しよくなったね．ただ，これだと骨折部位が特定されていないね．手術が適応となる骨折部位はたくさんあると思うけど．たとえば，股関節や膝関節，さらに足関節周囲の骨折もあるよね．

ええと，だんだん複雑になってきて，どうすればいいのかわからなくなってきました……．

そういうときは最初にもった疑問点に戻って，自分が何に興味があるのかをもう一度思い返してみよう．

そうか，そもそもの疑問は，もともと自力での歩行が困難な方が何か

の拍子に転倒して大腿骨を骨折して……，というシチュエーションの治療法についてでした．最初の疑問に忠実に，ここは対象を大腿骨骨折患者に限定したいと思います．

大腿骨骨折にはいろいろな種類や程度が異なるものがあると思うんだけど，それらはどう扱う？

はい．大腿骨の骨幹部骨折は主に高エネルギー外傷などで引き起こされるもので，高齢者の大腿骨近位部骨折とは少し違うように思います．ですから大腿骨近位部の骨折を考えています．近位部の骨折は，主に頸部骨折と転子部骨折があって，その転位の程度によってGarden stage Ⅰ〜Ⅳに分類されます．

じゃあ，シワシワ君はどんな症例に興味があるのかな？

そうですね，骨折の種類や程度によって治療法は異なるわけですから，なかなか難しいですね．もともとの疑問は，骨接合術に関するものだったので，骨接合術が適応となる頸部骨折に限定してみようかと思います．

じゃあ頸部骨折の主な術式である「人工骨頭置換術」に関しては興味がないんだね？

いや……そういわれると別に骨接合術だけにこだわる根拠も曖昧かもしれません．そもそも，転倒後の機能回復に手術が有効かということが大事なのだと思うので……ブツブツ……（10分間考え込む……）．やっぱり，頸部骨折と転子部骨折も含めて「転倒による大腿骨近位部骨折」にしたいと思います．

よし，それではシワシワ君のRQをまとめて1つの文章で書いてみよう．RQは，必ず1つのセンテンスで明確に書き表せるようになるまで，磨きあげなければいけないよ．ではどうぞ．

2 研究の背景・目的を書く | 21

私のRQは「受傷前に自立歩行困難であった高齢者の大腿骨近位部骨折に対して外科的介入は有効か」です。

うん，すごくよくなったね．シワシワ君の漠然としたCQが洗練されて，RQになった．これなら研究になりそうな気がするね．

ここまでのまとめ

(1) 自分の疑問，自分の興味に基づいたCQを書き出してみる．
(2) 曖昧な要素（高齢者，手術，骨折など）を1つずつ明確にしていく．
(3) 行き詰まった場合はそもそも興味をもつようになったきっかけ，診療体験に立ち返ってみる．
(4) RQを完成させ，1つの文章として書き出してみる．

文献検索の要点

　自分のRQが固まったところで，研究計画書の「背景」を書く準備をします．この項目は「これまでわかっていること」「まだわかっていないこと」「正反対の意見があり，まだコンセンサスが得られていないこと」などを整理して，わかりやすく論理的に記述していく作業が必要です．そのためには，既存研究の調査，すなわち文献検索を行う必要が出てきます．

　「研究背景の記述」は，実は論文化における「Introductionの記述」に必要な準備でもあります．ここに時間を割くことは，そのまま論文執筆に割く予定の時間を短縮することになるので，決して無駄にはなりません．あわてずにしっかりと行いたいところですが，できているようで意外にできていないのが文献検索です．論文執筆に自信がある，英語に自信がある，という人はいるでしょうが，「文献検索に自信がある」といえる外科医はかなり奇特な存在だと思います．誰しも文献検索はやりだすときりがない，ほどほどのところで終わりにしたい，などと感じた経験があるのではないでしょうか．

◉ いままで誰も思いつかなかった研究を思いついてしまった！？

　基礎研究のミーティングなどでありがちな話ですが，「これは過去に実例のない実験だ」，「世界初の成果になるだろう，すぐに取りかかるべきである」という意見が出たとします。この場合，以下の3つの可能性がありますね。

① 本当に今まで誰も思いつかなかった盲点を発見した
② 多くの先人が挑戦した（しようとした）がすべて失敗に終わった
③ 実は報告があるが検索できていなかった

　もちろん，①であればすばらしいことです。ぜひ進めていただきたい研究です。しかしそう簡単に，「今まで誰もが思いつかなかった画期的な研究テーマを自分が思いついてしまった！」と安易に信じるのはやや楽天的といえるでしょう。自分が思いつくようなことは，大抵は過去に同じようなことを考えた人がいるはずだと謙虚に考え，まずは②，③を疑ってみることにします。

　②のように「結果が思わしくないので発表されなかった」という状況を**出版バイアス（publication bias）**といいます。臨床研究をやってみたものの，結果が自分や上司，または出資している製薬企業にとって好ましくないために，公表しないという問題です。部分的に都合の悪いアウトカムをあえて公表せず，都合のよい結果だけを論文に載せるという場合もあり，これを**アウトカム・レポーティングバイアス（outcome reporting bias）**と呼ぶことがあります。現在，介入研究に関しては，あらかじめその研究仮説，内容，評価項目を特定の web サイトに登録して公表しておき，出版バイアスやアウトカム・レポーティングバイアスをチェックする仕組みが確立しています。有名ジャーナルでは研究の実施前にこれらの手続きが行われていない場合には論文を採択しないと宣言しています。臨床研究の登録サイトとしては「ClinicalTrials.gov」というサイトが最も有名です。わが国では「UMIN-CTR」というサイトがあり，現在どんな臨床研究が行われているか日本語で確認することができます。もちろん，日本で行う臨床研究を ClinicalTrials.gov に登録してもかまいません。あなたの思いついた臨床研究がほかの研究者によってすでに行われていないかどうかは，このようなサイトで調べることは可能です。しかしこれはあくまで前向きの介入試験に関する取り決めであり，規模の小さな観察研究は登録されていません。現状では観察研究は出版バイアス，アウトカム・レポーティングバイアスの嵐だといえるでしょう。論文になっていない研究，あるのかな

2　研究の背景・目的を書く　**23**

いのかわからない研究を探すのは実に骨の折れることですが，結局は日ごろからまめに関連する学会の抄録集に目を通す，その道の専門家に聞いてみるなど日々の努力によって幅広く情報を集める必要があるのです。もし似たような研究をした経験者を探しあてた場合は，遠慮せず直接お伺いを立ててみるとよいでしょう。私も気になった情報は国内・国外問わず直接問い合わせのメールや電話をしています。何人かの真摯な研究者は，建設的なアドバイスをくださいました。

そして，絶対に避けたいのは③の「既存研究があるのに検索できていなかった」です。臨床研究を計画するときに，文献検索をどこまで徹底的に行っているでしょうか。十分に調べ尽くしたといえる人は少ないのではないでしょうか。理由は情報量が多すぎることにあります。最も有名な医学系文献データベース検索サイトといえば「PubMed」を思い浮かべるでしょう。このPubMed は約40か国の言語，5,000以上の医学雑誌に掲載された論文を対象に，2,600万本もの文献情報（2016年現在）が収載されているデータベース"MEDLINE"を無料で検索できるというすばらしいサイトです。しかし，この情報の海原に漂流する若手外科医は，いったいどのようにして目的とする獲物をしとめればよいのでしょうか。

文献検索が難しいのは，検索の"適合性"と"網羅性"のバランスをどのようにとるかということに尽きます。自分の興味にできる限り近い文献を選別する（適合性を高める）と選んだ論文はいずれも重要な情報を含んでいることになりますが，当然ながら関連の少ないと思われる文献が大量に切り捨てられてしまう（網羅性が低下する）ため，うっかり重要な文献を読み忘れてしまい，論文投稿の段階になって他者から類似の研究がすでに出版されていることを指摘されるといった事態を招くこともあるでしょう。

時間には限りがあります。世の中のすべての文献を読むのは不可能ですから，検索式を適切にプログラムし，自分の持ち時間（勉強に割ける時間）や研究の内容・規模に見合った情報収集をしなければなりません。しかし，このことを体系的に伝えている書籍は少ないと思います。

● 系統的（システマティック）な検索とは

忙しい臨床業務の合間に調べものをする際には，とりあえずの知識整理，とりあえずの対処法を知るために，思いつくキーワードを PubMed や医学中央雑誌の検索画面などに入力して，検索された文献を新しいものから順番に眺め

ていくという手段をとるのではないでしょうか？ 臨床現場では文献検索にあまりゆっくりと時間をかけられませんし，大まかな病態生理，ガイドライン，予後情報などが得られればよいので，とにかく思いつくキーワードでどんどんと調べていきます。このようなやみくもな検索は，日常で私たちが Google などの検索エンジンを利用するときと同じような感覚です。これを"発見的検索"と呼ぶ人もいますが，いきあたりばったりの検索方法では，読んでおくべき重要な論文をうっかり見逃してしまう可能性があります。しばしば，症例報告の論文に「医学中央雑誌に"○○病"をキーワードとして 1990 年から 2015 年まで検索すると本邦報告例は 15 例あり……」といった記述をみかけますが，果たしてその検索方法が本当にわが国の「○○病」をすべて抽出できているのか，疑問をもたれたことがあるでしょう。

　そこで必要となるのが「系統的（システマティック）な検索」です。文献検索をやみくもに行うのではなく，系統的に行う検索とは「自分の研究疑問（RQ）に合った既存研究をすべて抽出する」ことを目的とします。では MEDLINE がカバーするという 2,600 万本以上もの医学論文の山の中からどうやって自分の RQ に合った研究を抽出するのでしょうか。実は文献検索には高度な知識とテクニックが必要で，腕のよい司書は一般の臨床医の何倍もの数の文献を短時間に抽出することができるといわれています。簡単に身につけられる技術ではないのです。

　医学文献データベースから必要文献を抽出するためには検索エンジンに命令を下す必要があります。検索エンジンと聞いてなじみ深いのは Google や Bing などでしょう。これらの検索システムは世界中にあるインターネットサーバーの情報を拾ってきて，いろいろとサイト上にある情報の質などを分析したうえでユーザーにわかりやすい形で提供しています。医学文献も同様に，データベースから必要な文献を抽出する検索エンジンが必要です。最も有名な文献のデータベースが MEDLINE，検索エンジンが PubMed です。そのほかの医学文献のデータベースには Embase，Cochrane Library などが有名です。和文の論文データベースとしては医学中央雑誌などの利用者も多いです。Cochrane Library や医学中央雑誌はデータベースと検索システム両方を兼ね備えたサービスを提供しています。

　余談ですが，系統的という言葉を聞いて，「系統的レビュー（systematic review）」というデザインの研究手法を思い浮かべた人がいるかもしれません。これは 1 つの RQ について，世界中すべての研究・文献を検索し，その研究の質や結果の中身をよく吟味したうえで，結論を導く（導けない場合もあります

が）という研究手法です。意外に知られていないことですが，系統的レビューにおいて集める論文は英語文献だけでなく，あらゆる言語の文献・抄録・臨床研究のプロトコールを調べることになります。出版バイアスがあるという前提で臨床研究登録システムも検索するのは当然のことながら，コクラン共同計画*の推奨では hand search という，自分の手で紙ベースの学会抄録に目を通すという，実につらい作業も求められています。検索するデータベースもMEDLINE だけではなく，可能な限り世界中のあらゆる医学文献データベース（前述の医学中央雑誌も含む）が対象となります。私自身の経験した系統的レビューにおいては，文献検索では Abstract までのレビューが約 350 本ほどで済みました。この数は系統的レビューを行ううえでは比較的少ないほうなのではないかと思います。

　系統的レビューでは，文献検索を行った検索式，日時，ログを必ず残しておかなければなりません。すなわち，いつ，どのようなキーワードと検索式で，どのデータベースを利用して文献を抽出したのかを明記し，それが誰でも再現できるようにしておかなければなりません。検索結果が再現できなければ，自分の仮説に沿って，都合のよい論文だけを取捨選択してレビューを行った（これを narrative review といいます）といわれても仕方がありません。もし今後系統的レビューをお読みになる機会があれば，ぜひどのような文献のデータベースを利用し，その検索式がどのようになっているのか，検索された論文数がどのくらいあったのかをチェックしてみるとよいと思います。

● 臨床研究における検索ストラテジー

　では系統的検索，すなわち重要な論文を漏らさずチェックするためにはどうしたらよいでしょうか。思いつくままにキーワードを入力していると何万件もの論文がヒットしてしまい，Abstract はもちろん，タイトルでさえも目を通すことができません。

　検索の要点は「網羅性」と「適合性」のバランスだと前述しましたが，すこしでも関連のありそうな論文を広く拾いあげようとすれば（網羅性を高める）検

---

*コクラン共同計画：コクラン共同計画（Cochrane Collaboration）は，1992 年に開始された世界中の治療・予防・診断などに関する医学エビデンスを定期的に収集・解析し発信していく計画である。英国の国民保健サービスによる医療政策の実践と評価の一環として始まり，主にランダム化比較試験（RCT）を対象に系統的レビューを行い，医療者や政策決定者，さらには患者の意思決定に寄与することを目的としている。

26　第 1 章　計画編 1　臨床研究計画書を書く—作成上の要点と注意点

索結果はすぐに何万件となってしまい，すべてに目を通すことができなくなります。逆に，検索条件を狭く設定してしまえば，抽出された文献の多くは関連の強い（適合性が高い）文献になりますが，そのぶん取りこぼしも多くなります。このバランスを決めるのが「検索式」になります。上手に検索式を立てることで，ヒットする論文の本数を適切な数にコントロールする必要があるのです。

　では臨床研究を始める前の下調べとして，最低限何本の文献に目を通すべきなのでしょうか。これは特に指標があるわけではなく，RQ の内容にも依存します。オーソドックスなテーマであればあるほど目を通すべき論文数は多くなるでしょうし，非常にニッチなテーマであれば少なくなります。一般論として，臨床研究を計画する段階で少なくとも 200〜300 本くらいは Abstract に目を通すというのが標準的といわれますが，なかには 1,000〜10,000 本くらいは目を通すという強者もいます。

　しかし本書が対象にしている "忙しい（勉強嫌いな？）若手外科医" の臨床研究では，結局のところ自分の持ち時間と相談するということになります。研究というものはいくら時間をかけても十分すぎるということはありませんが，人生は有限ですので研究に割ける時間には限りがあります。自分の持ち時間がなければ，当然文献を読む時間もない，そして研究の質が下がるだけのことです。時間の作り方については第 6 章で詳述しますが，ここでは私の独断で，ざっくりと忙しい若手外科医が準備のために目を通すことのできる限界の論文タイトル数として「200 本以下」，Abstract 数として「100 本以下」と決めてしまいましょう。検索結果がこの範囲内に収まるように PubMed の検索式を立てることができれば，本章の目的を達したこととします（もちろん「もっといける！」という人はこの設定を 500 本とか 1,000 本にしてもかまいません）。

　実際の検索方法やテクニックについては PubMed の使い方マニュアルなどがいろいろな大学図書館のホームページなどで公開されています。本書では紙幅の都合もあり，あえて細かい PubMed の使い方まで詳しく触れることはしませんが，検索式のプログラムを自在に書けるようになるまでには相当の訓練と知識が必要です。忙しい若手外科医が PubMed 検索のプロになるレベルのトレーニングを積む必要はないと思いますので，最低限必要となるチェックリストを以下に作成しました。

〈外科医が知っておくべき PubMed 検索のチェックリスト〉
① 統制語（controlled indexing terms）を理解している

2　研究の背景・目的を書く　｜　27

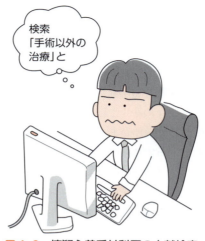

図 1-2　懐疑主義系外科医の文献検索

　② 統制語による検索を実行できる
　③ 複数の検索ワードの接続（AND/OR/NOT）を理解している
　④ PubMed Advanced の画面を利用して検索できる
　⑤ Add to History の機能を利用し，検索文献数を把握できる
　⑥ ［MH］や［TIAB］などのタグの仕組みを理解し使用できる
　⑦ " " を利用して 2 単語以上のキーワードを検索できる
　⑧ 研究デザイン別に検索することができる

　このリストでわからない用語に関しては PubMed のマニュアルを読み，必ず理解しておくことをお勧めします。特に「統制語」と「タグ」の仕組みを理解していないと検索漏れが多くなることが予想されます。PubMed のシステムも更新されていきますし，マニュアルすべてを理解するのは事実上無理だと思いますので，上記リストを利用して押さえるべきポイントを整理していただければと思います（図 1-2）。

● さらに忙しい外科医のための文献検索

　と，ここまで文献検索の正攻法について述べましたが……．「学会の抄録締め切りが迫っているから，とにかく短時間でパパっと文献検索したいんだよ！ 検索のテクニックはおいおい勉強するから，とりあえず適合性と網羅性のバランスも含めて簡単なやり方を教えてくれ！」という声が聞こえてきそう

です。そういう差し迫った状況でお勧めなのが，「UpToDate」です。これは，有料のサイトですがオンラインで読める教科書といった位置づけでしょうか。疾患別に基本的な疫学，診断，治療まで数多くの引用文献とともに詳しく記載されています。誰が，どういうタイミングで更新しているのかはよくわかりませんが，比較的新しい情報もわかりやすくまとめてあります。わが国独自の治療法などについてはあまり詳しく記載されていないため，日々の診療に直結して役立つかはわかりませんが，論文執筆に関しては強い味方になります。現在の世界の主流を短時間で知ることができ，またその分野で軸となる重要な臨床試験などはだいたいカバーされていますので，PubMedでやみくもに検索するよりも効率よく文献情報を集めることが可能です。

時間がないときには，最低限UpToDateに引用されている文献くらいは自分でも集める努力をしておくとよいでしょう。UpToDateは個人でも利用できますが，一般病院でも施設として利用契約している施設が数多くありますので確認してみるとよいでしょう。

メタアナリシスはずるい研究？

メタアナリシス (meta-analysis) は「ちょっと統計学を勉強して他人のふんどしで相撲をとり，楽して有名ジャーナルに採択されるずるい研究」という印象をおもちの外科医もおられるかもしれませんが，一概にそうともいえません。まずメタアナリシスというのは統計手法の1つにすぎず，研究デザインを表す言葉ではありません。メタアナリシスが信用できない，などといういい方自体，たとえばt検定が信用できないとか，ロジスティック回帰分析が信用できないなどということと同列であり，統計学の専門家と議論すべきことです。

系統的レビューとメタアナリシスは同義ではないのです。まず系統的にレビューするためには，あらゆる文献（場合によっては1,000本以上）に目を通します。日本語や英語以外の文献や学会収録集などもローカルに購入して，さらにそれを翻訳業者に出したりするとそれなりのコストがかかります。そのうえで，集めた情報に対してメタアナリシスという解析法を使うか使わないかを判断するのです。この判断は，各論文の信頼性を評価する力がなくては到底できないので，臨床研究全般の基礎知識を体系的に学んで初めて可能になります。膨大な時間とコストをかけたに

もかかわらず、「収集したデータの異質性が強くメタアナリシスができなかった」ということもしばしば起こりえます。仮に解析までいきついたとしても臨床的に意義のある結果が得られなかったということも決して珍しいことではありません。世界中の誰もが同じ情報を有しているわけで、やっと論文が完成した！ と思った瞬間、別の研究者に先を越されて論文を発表されてしまうこともあります。系統的レビューを成功させるためには、入念な準備、テーマを選ぶセンス、そして行動力など総合的な能力が求められます。楽をしてよい雑誌に載る臨床研究などないのです。

3 研究の対象者を決定する

組み入れ基準・除外基準を決める

　土台・基礎の工事が終わったところで、続いて隅柱を4本立てなければなりません。柱の工事として、まず最初に決めるべきは「対象患者」です。研究計画書においては、対象患者を決定するために「組み入れ基準・除外基準」を設定する必要があります。ここからは、再度研修医シワシワ君に登場してもらい、彼のRQについて引き続き考えていくことにしましょう。

● RQ を PECO，PICO の形で整理する

シワシワ君、RQが定まったら、次のステップだ。PECO（ペコ）またはPICO（ピコ）についてはわかっているだろうな。

はぁ。ペコ、ピコですか。ご当地キャラクターか何かですか？

ばかもん。PECO，PICOは臨床研究の基本事項だ。最近は臨床研究に関する教科書やセミナーがたくさんあるけど、大抵はPECOやPICOを考えるところから解説してるものが多いぞ。これは臨床研究の常識になりつつあることなんだ。

そ、そんなに大事なことだったんですか！ 知りませんでした。

では実際にやってみるのがよいだろう。シワシワ君，さっき作ったRQについて，PECOの形で書き出してもらおう。PECOというのはな，

    P は patients（対象患者）
    E は exposure（曝露）
    C は control（対照）
    O は outcome（アウトカム，結果）

の略だ。この形式でRQを整理してみなさい。

はい。私のRQは「受傷前に自立歩行困難であった高齢者の大腿骨近位部骨折に対して外科的介入は有効か」でした。これをPECOにあてはめると，こんな感じでしょうか。

    P：大腿骨近位部を骨折した高齢者で，従来から歩行が困難な患者
    E：手術を施行された患者
    C：手術を施行されなかった患者
    O：術後ADL

どれどれ？ このPECOの意味は，「もともと歩行が困難な高齢者の大腿骨骨折に対して（P）」，「手術を施行された場合（E）」と「施行されなかった場合（C）」で，「術後のADL（O）」に差があるか，を調べる研究だということだな。

はい。そのとおりです。たしかに，このように整理すると研究の概要が一目瞭然ですね。

そうだ。研究の概要を共有するためにはPECOという共通の言語があると便利なんだ。ただし，まだこれでは不十分だ。歩行困難とか，手術とか，ADLとか，曖昧な表現が多いからね。これらの言葉の概念をもう少し細かく定義し，研究内容をより具体的にしてもらえるかな？

はい。そうしたら……

P：大腿骨近位部骨折，発症後48時間以内，75歳以上，屋内
　　　　でも介助がないと歩行ができない患者（要介護3以上）
　　　E：人工骨頭置換術，骨接合術，そのほかの観血的手術を施行され
　　　　た患者
　　　C：一切の観血的手術を受けなかった患者
　　　O：受傷後3か月の時点におけるFIM（機能的自立度評価表）スコア

というのはどうでしょうか。

うん。悪くないね。このように，自分のRQが想定している対象（P）について具体的に設計していくと，おのずと研究計画書に記載する「組み入れ基準」が決まってくるね。

除外基準っていうのはどうしたらいいでしょうか。

これは，実は研究デザインによっても変わってくるので今は簡単にしか説明できないけど，特に介入を伴う臨床試験では大事な項目だ。介入を評価するためには被験者の安全性を確保しなければならない。有害事象の程度が定かでない新規薬剤を使用するときには，薬物動態に影響を及ぼしそうな併存症（肝機能障害や腎機能障害など）を有する患者は除外しておいたほうが安全だし，仮に明らかな併存症は指摘されていなくても高齢者などは全体的に複数の臓器機能が低下している可能性を考慮して一定の年齢以上を除外することが多いんだ。
　それから，アウトカム（O）の設計にも関連してくるけど，たとえば患者の自覚症状を評価しようとするときは認知症や意思疎通の困難な患者は除外しておかないとデータの欠測が増えてしまうよね。このように患者の安全性と，評価項目の信頼性の点から除外基準を設計する必要がある。

今回は観察研究を考えてはいるんですけど……。

研究をどのような位置づけにするのかによるけど，今回のRQでは幅広い患者を拾いあげて臨床現場の全体像を把握するということが必要

かもしれない。そうなると，除外基準は研究に同意が得られなかった者，意思疎通困難な認知症患者などとざっくり設計しておくのも1つの手だね。この辺はデザイン設計の話になってくるので，またあとで詳しく扱うことにしよう。

　ちなみに，観察研究の場合には「E；exposure（要因の曝露）」でいいんだけど，介入研究の場合にはEではなく，「I；intervention（介入）」にするんだ。つまり，PECOではなくPICOを組み立てることになる。同じRQでも観察研究と介入研究の両方の研究が考えられる。今回のRQを用いて介入研究のPICOを作ってごらん。

はい。ええと……こんな感じでしょうか。

　　P：大腿骨近位部を骨折した高齢者で，骨折以前から自力歩行が困難であった患者
　　I：手術を施行する
　　C：手術を施行しない
　　O：術後ADL

そう。そんな感じだ。手術という介入をやるかやらないか，ここを研究者側が決定する権限をもっている場合には「介入研究」になるんだ。このPICOは，手術と保存治療を比較するわけだから「懐疑主義系」の研究といえるね。シワシワ君，君みたいなタイプの外科医はきっとこれからの人生苦労するぞ（笑）。

ええーっどういうことですか！??

（意味ありげな笑いを浮かべ，オーベンは去っていくのでした……）

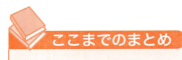

ここまでのまとめ

PECO/PICOを書き出してみる：
(1) PECO/PICOに沿って1つひとつの要素を具体的にしていくことで，臨床研究の具体的な実施計画がだんだんと形作られる。
(2) まずPを決定し，研究計画書の患者組み入れ基準と除外基準を記載する。
(3) PECO/PICOを作ると自分の考えを整理できると同時に，ほかの研究者とも論点を共有し，円滑な議論が可能になる。

● 組み入れ基準の設計も"あなたの"臨床疑問から決定する

　組み入れ基準をどのように決定するか，別のRQを例に考えてみましょう。Pを設計する過程では，まずは視野を大きくとり（comprehensive），徐々に特定の対象（specific）に絞り込んでいくのが一般的です。

　たとえば肺癌の外科治療について，「標準術式である肺葉切除に対して，切除範囲を縮小した"肺部分切除"は許容されるか」というRQを考えることにします。

　おおざっぱなPECOは以下のようになりますね。

P：肺癌患者
E：肺部分切除（縮小手術）
C：肺葉切除（従来の標準術式）
O：5年生存率

　さてここから，肺癌患者というcomprehensiveな対象（P）をよりspecificにしていきます。まず肺癌といっても明らかに治療法や予後が異なる"小細胞癌"は除外すべきでしょう。これは肺癌に関する論文を検索すれば多くの文献で小細胞癌が別物として扱われていることがわかります。

　そして現時点で肺葉切除が確立した標準的な術式なので，縮小手術として部分切除を行っている（E：曝露がある），または行ってもよい（I：介入が可能）対象を集める工夫が必要になります。ここでPを増やそうと，非小細胞肺癌の患者全体をターゲットにするのは拙速です。臨床的な視点からみれば，「な

んでもかんでも縮小手術がよい」という結論にいきなり到達することは困難が予想されます。臨床医にとってより切実な問題は，「部分切除にとどめるメリットが大きい患者に対して，部分切除で終わらせてよいか，それともきちんと肺葉を全部取ったほうがよいか」ということなのです。部分切除のメリットが大きい患者とは何か，と考えれば，たとえば腫瘍のサイズが小さく位置が末梢にあれば，切除範囲が小さくて済むので残る肺が大きくなり部分切除のメリットが引き立つことになります。さらにこのような腫瘍に対する手術手技は比較的容易なので，技術の差が出にくく結果が広く普及しやすいと考えられます。具体的には，患者の組み入れ基準として「大きさ 2 cm 以下の非小細胞性肺癌」または「病変の位置が末梢にある癌（末梢の定義は詰めておく必要があります）」などと記載するとよいでしょう。このように対象（P）を specific にしていくと，研究の意義が明確になり，得られた結果を病態生理の視点から考察することが可能になります。仮にこの研究で肺の部分切除と葉切除の 5 年生存率に差がなかったという結果が出た場合，「肺の末梢にある小さな癌は，肺内に転移することは少ないし，もしリンパ行性や血行性に転移してしまえば肺を少しくらい大きく切ったって結局は予後の改善にはつながらないだろう。だから，部分切除で十分なんだな」といった考察につながるかもしれません。

　もう 1 つ別の視点では，癌の性質で P を絞り込むのではなく，**患者の背景から部分切除のメリットを考える**ことも必要です。もともとの肺機能が不良な患者には，根治性を犠牲にしてもある程度肺を残したほうがよいという場合があるでしょう。このような対象にはすでに多くの施設で部分切除が試みられていることが予想されるので，観察研究を行う場合には「肺機能が悪く葉切除に耐えられるか微妙な症例群」を一定の基準を設けて P を設計していくと，必然的に葉切除症例と部分切除症例が混在してくるので症例数が確保でき，結果の比較もやりやすくなるでしょう。結果として研究の実現可能性を高めることにもつながります。

　P を絞り込んでいく作業は，やはりあなたのもった「臨床疑問（CQ）」に沿って設計していきます。この RQ が，「治る見込みのある若い患者さんに対して，術後の QOL も重視してできる限り縮小手術を行ったほうがよいのではないか」という CQ からスタートしたものなのか，それとも「呼吸機能に不安があるからといって部分切除を行って再発が多ければ問題ではないか」といった CQ からスタートしたものなのか，によって P の絞り込み方は全然違ったものになってくるでしょう。上手に P を specific なものに設計していくことが，臨床研究

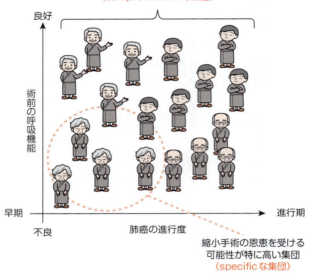

図 1-3 comprehensive な集団から specific な集団に絞り込む

者としての腕の見せ所なのです（図 1-3）。そして，やりすぎは禁物です。P（対象）を極端に絞り込みすぎると，得られた結果が一般の臨床現場にあてはめにくくなります。この場合では，「肺腺癌，臨床診断が Stage Ⅰ で，75 歳以上の日本人女性で，1 秒量が 1.5 L 以下で，他の悪性疾患がなく，CT でスリガラス陰影が……」とやりすぎると，「そんな患者めったにいないよ！」ということになってしまいます。これを外的妥当性が低い（得られた結果が一般臨床にあてはめられない）といいます。

逆に P（対象）の幅を広げすぎると，たとえば「癌に手術は有効か」などという極めて観念的な RQ になってしまいます。どこかで聞いた週刊誌ネタのような議論（？）になってしまい，とても学術的とはいいにくくなります。バランスをどこに取るか，自分 1 人で考えすぎず，他者の意見（場合によっては患者さんの意見も）参考に進めていくことをお勧めします。

●「できるか，できないか」はあとで考える

ちなみに，私は消化器外科を専門としていますので，実は整形外科のことは詳しくありません。今回，あえて私は専門外の分野の RQ を提示しましたが，整形外科医の先生からは「こんな研究できないよ！ うちの病院じゃあ大腿骨頸部骨折は全例手術するのが当たり前で，手術しない患者なんていないよ」なんて反論も聞こえてきそうですね。

臨床研究では，計画段階での注意点として，「**この研究が"できる""できないか"をすぐに判断しない**」ということを強調しておきたいと思います。「自分の興味に沿って形作られた PECO について，その研究がはたして実現可能かどうか？」ということは，これから臨床研究の方法論を学びながらじっくり考えていくことです。方法論を学ばずに，研究の実現可能性は判断できません。臨床研究ワークショップなどに参加された経験のある方はお気づきかもしれませんが，当初そのままでは絶対に実施できないと思われた臨床研究の PECO について 5〜6 名のグループでディスカッションをしているうちに，少しずつ解決策がみえてきて，数時間後には実現可能性の高い研究計画が作られていくということがあります。

PECO や PICO を作成する時点で重要なことは「簡単にできそうな，やりやすそうな PECO」にするのではなく，まずは「自分が知りたいことは何か」を軸に議論を進めることです。ビジネスマンへの有名な格言として，「できない理由を探すのではなく，やる方法を考えろ」という教えを耳にすることがありますが，臨床研究においてもまさにこの言葉は正鵠を射ています。「**研究が実施できない理由**」を考えるのは実に簡単ですが，どうやったらできるのか，それを考えることこそが臨床研究そのものだといっても過言ではないでしょう。

● 実現可能性を高めるために

ではどうやって，実現可能性を高めるのでしょうか。一番のお勧めは，志を共有できる仲間とディスカッションすることです。3 人でも 4 人でもかまいません。30 分くらい時間を取ってもらい，自分の RQ と PECO について説明し忌憚のない意見をもらうのがよいでしょう。もしかしたら，

「うちの病院では大腿骨頸部骨折はほぼ全例手術しているけど，お隣の○○病院は ADL の低い高齢者が多いので Garden stage Ⅰ〜Ⅱは手術しないで保存療法をしているそうだ。こういう施設と共同研究することはできない

3 研究の対象者を決定する | **37**

かな」

「ほかにもそういう施設があるかもしれないから，研修医時代の同期がいるいくつかの病院に状況を聞いてみようか」

といったアイディアが出てくるかもしれませんし，反対に，あなたのRQそのものに疑問符がつく議論に発展することもあります。

「僕は高齢者の骨折手術より，若い人の手術のほうが気になるなぁ，日本人は先天性の臼蓋形成不全が多いし，そういう人たちが人工股関節置換術（THA：total hip arthroplasty）を受けたあと，仕事への復帰ができているのか，長期的な人工関節の耐久性は大丈夫なのかとか，いろいろ疑問があるな」

「そうそう，変形性股関節症も手術せずに理学療法で治ると主張する人もいるね，若い人を対象にしたほうが社会的により大きなインパクトがありそうだ」

などという意見が出てくるかもしれません。こうなると，「あれ？ 自分の考えていたことって意外に皆は興味もってくれないんだな……」という気づきがあるかもしれません。いくら実現可能性が確保されても，皆が興味をもってくれない臨床研究は，結果の影響力が小さく論文にもなりにくいでしょう。自分の常識だけで判断せずに広い視点で議論を求めた結果，やっぱりRQから考え直してみる，という場合もしばしばあります。しかし一見回り道にみえるかもしれませんが，実際にはこのような推敲を繰り返すことで，ゆるぎないバックボーンに裏打ちされたRQとPECOが組み立てられていき，最終的に計画書の「研究背景」が完成するのです。ここから，論文の"Introduction"を書きあげていくのですが，そのテクニックに関しては第4章にゆずることとして，しつこいようですがもう少し「研究背景」を頑強にする作業を行いましょう。

● 「だから何なの？」と自問自答を繰り返そう

誰も目をつけていなかった実現可能なPECOが完成しました！ がんばってデータを集めました！ 結果が出ました！ 論文になりました！ ……そこで「だから何なの？」という突っ込みに耐えられるでしょうか。正直，多くの臨床研究論文は「だから何なの？」という質問に耐えられないような気がしています。

内科系の最高峰ジャーナルである「British Medical Journal」（BMJ；impact factor 19.97，2016年現在）のeditorには"killer question"があるといわれています。これほどの有名雑誌ともなると，研究母体がしっかりした大規模な臨

床試験や新規性の高い新薬の知見，はたまた信頼性の高いビッグデータ解析など，毎日数多くの良質な論文が投稿されてくるのでしょう。一流大学から，有名な研究者が，統計家の理論武装を携えて，明確な論旨とすばらしいロジックで論文を投稿してくるはずです。しかしBMJの誌面には限りがありますので採択率は5〜8％程度だといわれています。これはeditorにとって大変なプレッシャーです。あふれかえる宝の山からより価値の高いものを選び抜かなければなりません。万一，BMJがrejectした論文が別の雑誌に掲載され，世間の注目を浴びて引用数を伸ばしてしまったなら，BMJは大魚を逃したことになります。こういうことを繰り返していると将来的に雑誌の価値が下がってしまいますね。つまり長期間にわたって，これだけの高いimpact factorを維持しているということは，多くの臨床医の興味をよく理解し，ニーズに合った論文を的確に採択しているということの証左なのです。そのeditorが採択するための研究の評価基準というのは論文を書く側にとっても大変参考になるわけですが，1つのポリシーがあると聞いたことがあります。

「あなたの結果は患者にどういう利益をもたらすか明確にせよ」

というkiller questionです。この問いに的確に答えられない論文は却下するということのようです。臨床研究の本質は，診療行為を改善し，患者（個人という視点や集団という視点があるにせよ）の利益に供することにあります。このkiller questionから，BMJのeditorが臨床研究の本質的議論をいかに重視しているかということが感じとれます。

　BMJは内科の雑誌ですが，このことは外科領域でも同じことだと思います。常に「研究結果が何を変えるのか」を意識することであなたのRQは「だから何なの？」という手厳しい突っ込みを跳ね返すほどの，頑強で堅牢なバックボーンをもつことができるでしょう。ここでもやはり1人で考え込まずに，研究仲間に「だから何なの？」と気軽に突っ込みを入れてもらえる環境を作っておくことが大切です。研究結果があなたの領域に与えるインパクトについて，他の分野の医師にわかりやすく説明して納得してもらえるか，その反応をみてみましょう。どうしても日本人の（特に職人系研究を好む）外科医は自分の小さな狭い世界に突き進んでしまう傾向があります（外科のガラパゴス化という人もいます）。行き詰まりを感じたら，少し目線を変えて専門分野の違う研究者に広く意見を求めてみるとよいでしょう。しばしば，「自分の専門知識は，一部の専門家の間でしか共有できない」と決めつけている人もいますが，これ

3　研究の対象者を決定する　**39**

は大きな勘違いです。私自身の経験でも「Annals of Surgery」や「Journal of Clinical Oncology」といった有名な雑誌に掲載された論文は，なんと"精神科"の先生に助言・指導していただきながら書きあげたものです。よい RQ とは，少数の専門家集団の間でしか通用しないものではなく，まったく畑違いの研究者が議論に参加し，問題点を共有できるものではないでしょうか。

 第 1 章のまとめ

(1) これからの臨床研究では調査研究，観察研究でも必ず計画書を提出し，概要を公開し，オプトアウトに対応しなければならない。
(2) 研究計画書において大切な 5 つの項目をしっかり記述できるようにする。
(3) 研究疑問（RQ）を明確にし，一文で書き表す。
(4) 研究背景の記述内容に妥協は禁物。徹底的にロジカルな文章を追求する。
(5) 文献検索法を意識して身につける努力をする。
(6) PECO/PICO を組み立て，患者の組み入れ基準，除外基準を決定する。

第2章 計画編 ❷

研究仮説とデザインを書く

1 学会発表の研究デザインは明確か？

　研究計画書や臨床研究の論文にはこの「デザイン」という言葉がしばしば出てきます。デザイン（design）という言葉は，建築や装飾品に代表される“意匠”の意味で使用されることが多いですが，これはラテン語の語源“designare（印をつける・線を引く）”を語源とし，現代では「概念や思考を組み立てること，問題解決のために計画すること」という意味を示す言葉になっています。この意味において，臨床研究デザインとは一言でいってしまえば，「研究の概要を明確にし，解決策を講ずること」ですが，これは臨床研究にとってはまさに「心臓」といえる非常に重要な要素になります。そこで本書では，臨床研究の方法論を「デザイン論」，方法論を明確にする計画の構築を「デザイン設計」と呼びます。

　さて，あなたは学会発表などで研究デザインを明確にした発表をしているでしょうか？　若手外科医が発表する演題として慣れ親しんでいるのは「当院で治療した○○病××例の検討」というパターンでしょうか。実によくみかける発表タイトルですが，いったいこれはなんという研究デザインになるでしょうか。私が参加する外科関連の学会発表において，きちんと抄録や発表スライドに研究デザインが明記されているものはごく少数です。

　臨床研究における有名なデザインとしては，「コホート研究」や「症例対照研究」「ランダム化比較試験」などがあり，多くの若手外科医は耳にしたことがあると思います。しかしこれらは自分たちの学会発表とどこか違った世界の話であるかのように感じていませんか？　実際には，知らず知らずのうちに，コホート研究を行っている若手外科医が結構いるのです。

これらの用語は大学の授業でも公衆衛生などの科目で学んでいるはずで，多くの教科書に解説が書かれています。しかし，意外に理解しているつもりでも足をすくわれてしまうのが，この「研究仮説とデザイン」です。実際に，消化器外科の領域では有名な雑誌の掲載論文でさえ，コホート研究の論文であるにもかかわらず，タイトルは「症例対照研究（case control study）」と銘打ってあるものをしばしばみかけることがあります。この手の間違いは非常に多いので，本章ではきちんと整理しておきたいと思います。

> ## 単アームの記述研究では因果関係に踏み込まない

● 比較対照 "C" について考える

　前章では PE（I）CO の "P" は患者組み入れ基準と除外基準によって組み立てることを学びました。どんな臨床研究でも，研究者の最大の関心事は "E（曝露）または I（介入）" の効果（または有効性）だと思います。しばしば発表時間の 7~8 割を手術動画の説明に費やしている演者をみかけます。これは外科医の E や I への執着の強さをよく表している現象だと思いますが，研究デザインを考えるうえでは "PECO" の各要素をバランスよく組み立てていかなければなりません。そこで，はじめに "C（対照）" の設計について考えてみます。

　軽視されがちですが，この "C" を設定しない臨床研究は「単腕研究（単アーム研究：single arm study）」と呼ばれます。たまに，

・当科の術式は有用である（＝この術式はすごい）。
・当院の周術期管理の取り組みはすごい。
・この手術器具はすごい。
　〔……最終的には俺の手術はすごい（？）〕

というような自画自賛ものをしばしば目にするのですが，果たして単アームの研究デザインで，なぜこのような結論が導けるのかと疑問が残ります。曝露（E）や介入（I）と，アウトカム（O）の因果関係を述べるためには「何と比較したのか（C）」を明らかにしないとロジックが破綻してしまいます。何と比べて「すごい」といっているのか，これは医学研究に限った話ではなく，スポーツ，芸術，ビジネスなどさまざまな分野において，物事の価値を論じるときには必ず比較対照が存在するのと同じことです。あるスポーツ選手が「新記録」を打ち立てたからすごい！ というのは，過去に活躍した多数の選手たちと比較し

42 │ 第2章　計画編2　研究仮説とデザインを書く

て一番優れているからすごい！　という意味ですし，オリンピックの金メダルがすごい！　というのも，世界中の選手と比較して優勝したからすごい！　ということでしょう。パソコンの話で「Mac が便利なのはさ……」などという発言には当然 Windows などほかの OS と比較して話をしているという暗黙の大前提があるわけです。

　最初の疑問について考えてみると，本来は「当院の治療経験」について語るときには，前提として他院の治療成績と比較して考察しないと，その病院の取り組みを正しく評価することはできません。しかし実際には，施設間の治療成績を比較するような研究というのはあまり行われることはありません。病院によって治療成績に差があるのであれば，その原因を追究することは医学的に非常に興味があるところですが，そういうことはしないのがマナーとなっています。もちろん，施設間の比較というのは非常にデリケートな問題です。病院によって来院する患者の背景は異なりますし，治療成績に影響する因子が多すぎて，純粋に医学的な介入そのものが比較できているのかという問題があります。これは医学的にも非常に難しい分析が要求されるでしょうし，出た結果が与える社会的な影響も大きなものになります。結果によっては，特定の病院が潰れかねないし，医療崩壊を加速させる危険性さえ感じます。しかし，困難だからといって手をつけないというのも残念な話です。難しい問題だからこそ，そこに隠れている大切な真実があるはずで，まずは近隣の病院で小規模なグループを作り，勉強会などを開催することから始め，お互いに行っている診療内容について細部をシェアしてみるというのがよいと思います。細かい縫合の仕方や，創傷の管理，ドレーンの入れ方など，思わぬエッセンスが発見されることがあります。このような勉強会から発展させて，少しずつ仲間を作って RQ をもちより，小さな観察研究から共同で始めてみる，という取り組みを行っている医師もいます。

　ここで強調しておきたいのは，私は決して単アーム研究は価値が低いといっているわけではないということです。特に希少疾患を診療する際には，専門施設のまとまった症例集積研究が報告されていると治療や予後予測において大変参考になります。また希少疾患でなくても，疾患の予後がどの程度期待できるのか，どんな転帰をたどることが多いのかといった情報は意外に少ないです。たとえば，急性虫垂炎を手術せずに保存的に加療した場合の長期的な再燃率はどのくらいあるかご存じでしょうか？　これは文献的にも検索困難です。このように，あまり知られていない診療の実態を明らかにすることに大きな価値が

あるのは疑いようがありません。

重要なことは，単アーム研究でできることは，あくまでも"記述する研究"（記述研究）だということです。「データを記述して見てもらう」ことが目的であり，「このような介入がよい，悪い」といった「因果関係論」にまで踏み込んだ結論を述べるのは無理があるのです。むしろ，そのような解釈は読者にゆだねるという姿勢でよいのだと思います。「われわれの手持ちのデータではこのような結果だった。同じような治療をやるのかどうかは読者の主観的な判断におまかせする」ということです。

因果関係を述べるために比較対照を設計する

比較対照の重要性は，もちろん古くから認識されていたのですが，この7〜8年ほどの間で米国から効果比較研究（CER；comparative effectiveness research）という用語が流行し，わが国でも注目されるようになりました。オバマ政権下で医療政策や医療経済評価が重視された背景を受け，患者，医療者，保険者，政策立案者などが意思決定を行う際には，"複数の"介入を正しく比較して得られたエビデンスが必要であるという考え方が強調されました。複数の選択肢のなかから，自分の診療方針を決定するためには介入や曝露と，アウトカムの因果関係を追求する必要があり，そのためにはどうしても比較対照を設定する必要があるということになります。その研究方法や解析手段に関する議論が大いに盛りあがったのです。

そして本書はあくまで，「手術に役立つ臨床研究」の計画と実行をサポートする目的で書かれています。具体的に臨床の場面を想定すると，臨床研究を手術に役立たせるためには，

「術式Aが有効である（または無効である）」

「術後管理Bが有益である（または無益である）」

「こういう場合は手術をしないほうがよい（したほうがよい）」

などという結論を導く必要があります。そのためには，難しいことを承知で「因果関係の解明」に手をつけなければなりません。比較対照を設定しても，すぐには結論が出せないことはなんとなくおわかりだと思います。特に介入を行わない場合や，後ろ向き研究では，「Aという手術とBという手術を受けた患者のバックグラウンドが違いすぎて比較にならない」と感じてあきらめてしまった経験は誰しももっているのではないでしょうか。

44 │ 第2章 計画編2 研究仮説とデザインを書く

しかし本書ではあえて，この部分に挑戦したいと考えています。たとえ，いわゆる後ろ向きの観察研究であっても，きちんと対照群を設計し，比較の妥当性を高めることで因果関係に踏み込むという研究方法について，突き詰めていくこととします。そして，それこそが「研究デザインを考える」ということと同義なのです。

column ② お医者さんの世界はおおらかである

　余談ですが，施設間の治療成績を比較したり公開したりしないという医学界の風習について，業界の外からみると，医者の世界は「おおらかだ」と感じる人がいるようです。さらには，このような医者の態度を「なれ合い」だと批判する者もいます。ビジネスの世界では，競争を繰り返すことが成長につながるという大原則があり，そのような厳しい世界からみると医療業界の守られた仕組みはあたかも微温湯のように生ぬるく感じることでしょう。もちろん，そういう自由経済の立場からの一方的な批判は，わが国の保険診療制度にとっては筋違いなのですが，最近マスメディアの取材者も学会会場に頻繁に出没するようになり問題は混沌としています。

　本来，厚生労働省から「医療広告ガイドライン」というものが発行されており，広告として「当院の治療成績」を利用することはできません。厚労省のホームページ上では，たとえば「2週間で90％の患者で効果がみられます」といった広告をしてはいけない，「特定の医師が行った手術の件数」を広告してはいけない，などと個別の事例も取りあげて，医療広告に関するルール作りを行っています。しかしこれらのような情報は学会発表ではしばしば公言されており，それをメディアの人間が記事にするということが起こります。もちろん，国民には「知る権利」があり，専門性が高く，閉鎖的な学会での有益な情報をわかりやすく一般に知らしめることはメディアの仕事でありそれを批判するつもりはありません。責任は，発表する側にあるのです。本章の最初の疑問に立ち戻りますが，はたして「当院の……」というタイトルで発表をする臨床医にどれほどの覚悟があるでしょうか。「当院の治療成績」についての臨床研究を本気でやるならば大変な社会的責任と高度な分析力を要求されることになりますので，安易にそのようなタイトルをつけるのは軽率な感じが否めません。

2 介入の割り付け方法を記述する

　本書においては，主に"介入"には ① 新しい手術法（手術手順，器械，術者を含む），② 周術期管理（創傷処置，薬剤，リハビリ，栄養療法，抗がん剤投与などを含む），③ 保存療法の 3 つがあり，それぞれを職人系研究，部活系研究，懐疑主義系研究と分類しました。いうまでもなく，この分類は本書独自のものなので研究計画書に記載してはいけませんが，介入研究において記載すべきは，ランダム割り付けを行ったか / 行わなかったかということです。介入をどの患者に行うか（または行わないか）を「ランダム（無作為）」に決定することをランダム割り付けといい，研究計画書にはランダム化比較試験（RCT；randomized controlled trial）と記述します。

　一方，割り付けをランダムに決定しない研究を非ランダム化比較試験（NRCT；non-randomized controlled trial）と記述します。非ランダム化の場合は，主治医の判断や，患者の希望でどちらか一方の治療を選択したうえで，経過を追跡してアウトカムを比較するなどの方法がとられます。

　ランダム化比較試験の場合には，もう少し詳しくデザインを説明しておく必要があります。すなわち，"盲検化（ブラインド化，マスク化）"がされているかどうか，"プラセボ"を用いているかどうかです。被験者と主治医の双方に割り付けの結果を知らせていない場合は二重盲検法（ダブルブラインド），どちらかには知らせている場合には単盲検法（シングルブラインド）とします。プラセボを対照に用いた場合は「プラセボ対照」と付け加えます。このあたりは第 5 章で詳しく述べますが，外科領域の臨床試験の場合には「ランダム化は行うが，ブラインドは行わない」というデザインが多いです。その場合は論文にはopen-label, no-blinded, assessor blinded（評価者のみブラインド），prospective randomized open blinded endpoint（PROBE）法（割り付けは開示し，エンドポイントをブラインドする）などといろいろな設計，記述法があります。

　また，ひとくちにランダム割り付けといっても，具体的な割り付け方法にはいくつかのやり方があります。最も理解しやすいのは「単純ランダム割り付け」で，患者が登録されると，その都度くじ引き（封筒法と呼ばれることが多い）などで割り付けを決定する方法です。くじ引きでなくてもコンピュータで作成した乱数表を利用してもよいし，サイコロで決めてもよいと思いますが，

46 ｜ 第 2 章　計画編 2　研究仮説とデザインを書く

肝心なことは「結果が予測できない」ことと「くじの引き直しができない」仕組みを作っておくことです。そのほか、ブロックランダム割り付けや、層別ランダム化、最小化法など複雑な方法もありますが、本書が対象としている若手外科医のレベルでは最初からランダム化比較試験に手が出せる人は少ないでしょうから、本章ではいったんランダム化についての解説は棚あげします。第5章ではランダム化比較試験についてあらためて解説しますので、まずは観察研究のデザインについて十分に理解を深めたうえで、再度介入研究の利点・欠点を考えてみたいと思います。

3 研究デザインを記述する

さて若手外科医が自主研究を行う際に問題となるデザインの記述です。こちらはやや複雑で間違いも多くなってきますので要注意です。すでに、単アームの研究は「記述研究」というデザインであると述べましたが、複数のアームがある観察研究のデザインといえば、① 横断研究と② 縦断研究（コホート研究および症例対照研究）の2つがあります。さて、この2つの違いについてはおわかりでしょうか？

教科書的には、

> ① E と O が同時に測定されている場合は「横断研究」
> ② E と O の測定に時間差があれば「縦断研究」
> ③ "要因から結果 (E → O)" を明らかにするタイプの研究を「コホート研究」
> ④ "結果から要因 (O → E)" を類推するタイプの研究を「症例対照研究」
> 注) E＝Exposure：曝露要因，O＝Outcome：結果

とするとされています。これだけですと、すぐに頭の中に入ってこないかもしれませんので、簡単な RQ を挙げて考えてみたいと思います。

【RQ の例】
「高齢者はカルシウム摂取が少ないと大腿骨頸部骨折が多いのではないか？」

この RQ を、記述研究、横断研究、コホート研究、症例対照研究の4つで行うとするとどのような実施方法が考えられるでしょうか。

記述研究の場合：

　ある病院で治療した75歳以上の大腿骨頸部骨折患者100名のカルシウムの摂取量を調査する。

横断研究の場合：

　ある施設に入所中の75歳以上の者について，大腿骨頸部骨折の既往の有無と，カルシウム摂取量について調査してその関連を調べる。

コホート研究の場合：

　ある地域に住む高齢者からランダムに対象者100名を抽出し，カルシウム摂取量を調べる。カルシウム摂取量によって対象者を高摂取群と低摂取群に分け，5年間のフォローアップを行う。両群間のイベント（大腿骨頸部骨折）の発症率を比較する。

症例対照研究の場合：

　まず大腿骨頸部骨折を発症した75歳以上の患者（これを症例とする）を100名集めてカルシウムの摂取量を調査する。続いて，同じような環境にいながら大腿骨頸部骨折を発症していない75歳以上の者（これを対照とする）を100名集めてカルシウムの摂取量を調査し，両者を比較する。

　なんとなくおわかりでしょうか。記述研究の対象は単アームで，その統計量を示すだけですので，前述したように実態調査のような意味合いが強いです。横断研究以降のデザインは対照群が設定されています。さて，まずはコホート研究と症例対照研究について，手順の違いが説明できるでしょうか？

　コホート研究では，まず"曝露要因"であるカルシウム摂取量を調べたうえで，対象者PをE（低摂取群）とC（高摂取群）に分けていますが，症例対照研究では，まず"アウトカム"である骨折の有無で患者を2群に分けており，そのうえで要因となるカルシウム摂取量を評価しようとしています。これがすなわち，"要因から結果（E → O）"を明らかにする「コホート研究」と"結果から要因（O → E）"を類推する「症例対照研究」の違いです。

　では横断研究とはどのような研究でしょうか。実はこの部分が奥深く難しいのですが，コホート研究と横断研究の区別を追究することが，結果として臨床研究の質を高めていく作業につながります。ここを明確にし，観察研究の質を可能な限り高めていくことが若手外科医の学会発表や論文執筆の最大のポイントであるといっても過言ではありません。まずは一息深呼吸をしてから読み進んでいきましょう。

症例集積研究から横断研究へ

このデザイン設計は重要なところなので，ここから再び，研修医シワシワ君とオーベン外科医に登場してもらい，実際の学会抄録をみながら理解を深めていきましょう。

オーベン外科医：シワシワ君。いま君の手元に学会抄録集があるね。ためしにパッと開いて目に入った抄録を読んでみなさい。

シワシワ研修医：はい！ こんな抄録が出てきました。

抄録例 ①

【背景】食道癌患者は併存疾患を有する高齢者が多く，特に術後の感染性合併症の予防が重要である。【対象と方法】200X 年〜201X 年に当科で手術を行った食道癌 150 例（男／女＝122/28，年齢中央値 68 歳）を対象に新しい感染対策について評価した。手術は 2010 年より背臥位の胸腔鏡を施行していた。……＜中略＞……新たな感染対策として経腸栄養チューブの留置，栄養サポートチームの介入，理学療法士によるリハビリ，嚥下評価を施行した。【結果】術後在院日数は中央値で 23 日。感染性合併症は 50 例（33.3％）に発生。その内訳は肺炎 28 例，縫合不全 12 例，……＜中略＞……。在院死亡は認めなかった。【結論】術後の栄養管理，早期離床，……などにより食道癌術後の手術成績は良好であった。今後の低侵襲な鏡視下手術を積極的に取り入れ，さらなる合併症リスクを減少させる方針である。

ふむふむ。これは比較する対照がない単アームの記述的研究だね。このようなデザインを症例集積研究（case series study）と呼ぶこともある。この抄録についてはシワシワ君はどう思ったかな？

はぁ，わかりやすくていい抄録だと思いましたけど……。

たしかに内容はわかりやすい。でも，どれほど高度の医療を施していても，どれほどたくさんのサンプル数を集積しようとも，比較対照が

なければ因果関係は述べられないんだったね。この抄録では「栄養管理・早期離床によって手術成績は良好に……」などと書かれているけど，残念ながらその根拠は存在しないんだ。特に積極的な栄養管理をしなくてももっとよい成績を出している施設があるかもしれないからね。

はぁ。でも，どうすればいいんですか？

まずは，シワシワ君がこの抄録を手直しして，横断研究に変えてみてごらん。

ええと……。いきなり変えろといわれても，私が書いた抄録じゃないし無理ですよ。

それはまあそうだろうね。じゃあ，ここは基本に立ち返って，シワシワ君の診療経験に基づいてRQを手直しするところから始めよう。シワシワ君は食道癌術後患者の診療の経験はあるかな？

はい，そうですね……初期研修医のとき，縫合不全を起こした患者さんが長期入院していて，2か月間のローテーション中ずっと入院していたのでよく覚えています。

そうか，それは大変だったね。シワシワ君が参加したほかの手術は順調にいったのかな？

はい。食道癌の手術に何回か入りましたけど，おおむね順調だったと思います。あ，でも手術後に肺炎になった人が1人いました。

なるほどね。じゃあ，シワシワ君は食道癌手術と合併症に関してどんな疑問をもっているのかな？

そうですね，やっぱり食道癌の手術で一番注目される合併症は縫合不全だと思うので，この合併症を予防する方法なんて知りたいですよ

ね．まあ，そんなことは調べ尽くされているんでしょうけど……．

いやいや，よく調べもしないでそんなことをいってはいけないよ．さっきの抄録を読んだだろう？　みんなが疑問に思う重大な臨床疑問だって，意外に解明されていないことがたくさんあるんだ．特に記述的研究ばかりで，しっかりとした因果関係に踏み込めていない疑問点なんていくらでもあるんだよ．研究っていうのは常に繰り返しながら進歩していくんだ．歴史は繰り返すっていうだろう．昔，たくさん話題に出ていた演題が，いったんは議論が尽くされて下火になったけど，10年後くらいに同じテーマで話題が盛りあがってきたりすることだってよくあるんだよ．手術の器械や周術期の管理も10年すれば様変わりするから，過去に流行したRQだって，再度掘り起こして「現在の医療水準ではどうか」と新たに探っていくことも重要な臨床研究なんだ．

わかりました．では，さっきの抄録を自分なりに書き換えてみます．要点は「比較の対照」を設定することですよね！

（30分後）シワシワ君が以下のように抄録を書き直してきました．

抄録例 ②

【背景】食道癌術後の感染性合併症を予防するために発症のリスク因子を明らかにする必要がある．【対象と方法】200X年〜201X年に当科で手術を行った食道癌150例（男／女＝122/28，年齢中央値68歳）のうち，感染性合併症を発生した50例について，周術期の臨床情報を調査し，そのリスク因子について多変量解析を用いて解析した．【結果】単変量解析では，年齢，術前化学療法，糖尿病，栄養状態，手術時間，反回神経麻痺の有無，に有意差を認め，多変量解析では年齢，栄養状態および反回神経麻痺の有無が独立した危険因子として抽出された．【結論】高齢者，低栄養状態，反回神経麻痺の患者は術後感染性合併症を発症しやすく注意深い管理を要する．

ほほう．なんだかもっともらしいことが書いてあるね．で，この抄録の研究デザインは何になるのかな？

えっ！ デザインですか？？ えーと……。

なんだ，結局わからないのか。じゃあ順番に考えてみよう。まず介入研究ではなく観察研究であることは間違いないね。さらに今回は「対照」を設定して，「合併症を起こした群」と「起こさなかった群」を比較しているわけだ。まず，これは「横断研究」と「縦断研究」のどっちだと思う？

ええと，「測定のタイミングが同時」の場合は横断研究だったと思います。この場合，カルテをみていっぺんにデータを取り出したので，タイミングは同時，と判断していいでしょうか？

いやいや，測定のタイミングというのは「要因」と「アウトカム」が測定された時間的な前後関係が明確かどうかという意味なんだ。

？ ちょっとよく理解できません。

たとえば，「寒い日に外出すると風邪をひく」という因果関係を調査するときに，対象者に「寒い日に外出しましたか？」と「風邪をひきましたか？」という質問を同時に行ったかどうかが重要なのではなく，実際に要因（外出）とアウトカム（風邪）の順番がわかるように調査がされたか，ということなんだ。高校生に冬休み明けにアンケート調査で，「Q1. あなたは今年の冬休み，寒い日に外出をしましたか」という質問と，「Q2. あなたは今年の冬休み風邪をひきましたか」という2つの質問をしたとする。この結果を集めたとして，はたして，寒い日に外出すると風邪をひきやすいという結論は出せるだろうか？（図2-1）

| Q1. 冬休み中の寒い日に外出しましたか | YES・NO |
| Q2. 冬休み中に風邪をひきましたか | YES・NO |

図 2-1　冬休み明けのアンケート調査例

そうか。寒い日に外出したのが先なのか，風邪をひいたのが先なのかわからないと，因果関係は説明できないですね（図 2-2）。

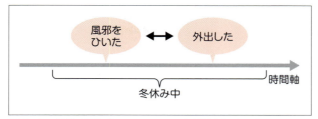

図 2-2　前後関係がわからないと因果関係は証明できない

そのとおり。もしかしたら冬休みの最初に風邪をひいてしまったけど，だいぶよくなったので最後のほうは寒い日でも外出するようになったという人は，外に出たことが原因で風邪をひいたとはいえないよね。それから，ちょっとひねくれた考えかもしれないけれど，場合によっては「風邪をひいてしまったので病院に行くために外出した」と答える人もいるかもしれない。この場合，要因とアウトカムが逆転してしまっているわけだ。つまり，どちらが要因で，どちらがアウトカムかわからないような調査研究，これが横断研究だね。シワシワ君のいうとおり横断研究の弱点は因果関係が証明しにくいということだ。

でも，今回の食道癌の研究の場合は，要因は「手術」でアウトカムは「術後感染性合併症」ですよね。「手術」のあとに「術後感染性合併症」が起こるのはどう考えてもあたり前のことだから，調査の仕方にかかわらずこの前後関係は明白ですからこれは縦断研究で，しかも要因からアウトカムを調査する研究なのでコホート研究ですね！（図 2-3）

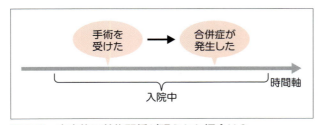

図 2-3　内容的に前後関係が明らかな場合は？

3　研究デザインを記述する | 53

やっぱりそう思うよね。

え！ 違うんですか？ なぜですか？

これは，実は意見が分かれるところかもしれないけど，臨床疫学を学んだ人に聞くと，これはコホート研究とはいわない人もいると思うね。これは探索的横断研究に分類されるデザインと考えたほうがよいだろう。

ええ～？ 全然わけがわからないですよ。探索的ってなんですか！？

なぜこれがコホート研究でも症例対照研究でもなく横断研究なのか。そして，さらに因果関係の説明力を高めるデザインにするためにはどうするか。次の項で，もう少し掘り下げながら説明していくことにしよう。

横断研究からコホート研究へ

まず，シワシワ君の作った抄録は，残念ながら臨床研究の基本をまだ理解していないね。これまでに学んだ手順を踏んで書き直しだ。まずRQを明確に1つの文章で書いてみなさい。

はい，わかりました（汗）。私は，研修医のときの縫合不全がとても印象に残っているので，「縫合不全はなぜ起こるのか」とか，「その予防策は何か」ということに興味があります。なので，私のRQは「食道癌術後の縫合不全を予防する手段は何か」ということにしたいと思います。

うん。最初はこんな感じで漠然としたRQでもいいだろう。で，ここで研究デザインをより洗練したものにする伝家の宝刀，究極の奥義がある。

な，なんですかそれは！？

ばかもん．究極の奥義が簡単に教えてもらえると思っているのか？ わしのもとであと10年はしっぽりと下働きをしてもらわんと，伝授するわけにはいかんなぁ．

ええ〜．急にもったいつけないで下さいよ．殺生な．私は自分の私利私欲のためにいってるんじゃないんです．この本に本体価格3,500円も支払って購入した読者全員を代表してお願いしているんですよ．先生！

ムム，口だけは達者のようだな．それをいわれると教えないわけにはいかないか，仕方ない．

はい，その伝家の宝刀っていうのはなんのことですか？

それはな……，ズバリ**"仮説を立てる"**ということなんだ．RQとして，「縫合不全の予防策は何か？」と漠然と聞かれても簡単に回答できないだろう．ちょっと考えただけでも，吻合の仕方，再建臓器，再建経路，使用する器械，術者，患者の要因など縫合不全に関連しそうな因子は多すぎてとても1つの研究ですべての結論が出せるとは思えない．
　そこで，「あなたは縫合不全の予防策として何に一番興味があるのか」，という仮説を立てるんだよ．これまで既存研究で指摘されている縫合不全のリスク因子のなかで，シワシワ君が特に気になる印象的なトピックを選ぶとすれば何かな？

そうですね……，よくリスク因子と指摘されるのは重症の糖尿病とか，ステロイドの長期使用とか，放射線照射後の手術とかですよね．でもそれはよく知られた事実だし，いまさら研究してもおもしろくないので……，そうだ！ たしかビタミンCの摂取不足が創傷治癒遅延にかかわっているって聞いたことがあります．ビタミンCは緑黄色

野菜に多く含まれていて，野菜の摂取不足は食道癌発生のリスク因子としても知られています．だからビタミンC不足は食道癌の患者さんには特に多い病態だと思うんです．そこで今回，私の仮説は，「ビタミンCの摂取不足は食道癌術後の縫合不全のリスクになる」ということにしたいと思います．

なるほど，なかなかよい着眼点かもしれないね．じゃあ，次にやることはやっぱりPECOの組み立てだ．

うっ，やっぱりPECOですか……．（5分悩む）……これでどうでしょうか？

　　P：食道切除術を受けた食道癌患者
　　E：手術前のビタミンC摂取量が多い
　　C：手術前のビタミンC摂取量が少ない
　　O：縫合不全の発生割合

なかなかいいね．手術前のビタミンC摂取量は正確には測定できないので，術前の食事内容を調査して管理栄養士さんに依頼して摂取量を推定してもらうしかないね．ちょっと正確性に欠けるかもしれないが，これはこの調査研究の弱みだ．本当に正確な数値を出すためには前向き研究にしたほうがよいだろうね．
　ちなみに，この「後ろ向き」「前向き」という言葉もいろいろあって物議を醸すんだけど，これについてはあとで詳しく説明するから，ひとまず置いておくとしよう．ここでは，アンケート調査かなんかでビタミンCの摂取状況がある程度は評価できるという仮定で話を進めるよ．
　ではシワシワ君，このPECOを元にして，数値はとりあえず適当でいいから，抄録を書き直してくれ．

はい，やってみます……（1時間後）……こんな感じでどうでしょうか．

抄録例 ③

【背景】食道癌術後の縫合不全は治癒に時間がかかり患者の負担が大きい合併症である．今回ビタミンCの摂取不足が縫合不全発症のリスクになるという仮説を明らかにする目的で調査研究を行った．【対象と方法】200X年〜201X年に当科で手術を行った食道癌150例（男／女＝122/28，年齢中央値68歳）のうち，術前のビタミンC摂取量を調査し，摂取量が基準値を超えている症例をA群（n＝62），基準値以下の症例をB群（n＝88）とし，縫合不全の術後の発生割合を比較した．【結果】縫合不全はA群で5例（8.1％），B群で11例（12.5％）であり有意差は認めなかった（p＝0.3862）．【結論】ビタミンC摂取量が少ない患者で縫合不全が有意に多いとはいえない．

うん．結果は控えめだけど，まあこんなもんだろう．もちろん気がついていると思うけど，A群とB群では患者背景，癌の進行度，手術の内容など縫合不全に関与しそうな因子がそもそも違っているかもしれないね．B群は食生活が悪そうな症例が偏っているから，それに関連してビタミン以外の栄養素も不足しているかもしれない．そうなると単純な比較は成り立たないかもしれないね．これを「比較の妥当性」というんだけど，これについてはまた第3章でじっくりやることにしよう．それから，「統計学的検出力」が十分に得られているかを検討する必要があるかな．つまり対象者の数が少ないとp値は高く出るので，統計学的有意差だけで結論を出すのは拙速かもしれないね．実際には発生割合はB群のほうが1.5倍くらい多めに出ているから，もう少し慎重な検討が必要だね．数を増やすとそれだけ「統計学的検出力」が高まるから，今後の課題として多施設での共同研究で症例数を増やすことなどが挙げられるね．

それじゃあ，シワシワ君．この研究デザインはなんだと思う？

やっぱりコホート研究だと思います．ビタミンC摂取が「E；曝露要因」で，縫合不全が「O；アウトカム」になりますよね．ビタミン摂取量は術前の状況を調査しているので，要因とアウトカムの順序は逆転しようがないですし……．

そうだね。これはコホート研究で，しかも調査のスタート地点を過去に設定しているので，「過去起点コホート研究」という人もいる。

うーん。前回の抄録が横断研究で，こっちがコホート研究ですか……，なぜですか？ それから"過去起点"なんて言葉聞いたことがないんですけど，これはいわゆる「後ろ向き研究」っていうのとは違うんですか？ わからないことだらけです。

うむ。シワシワ君の頭の中の「モヤモヤ」は非常によく理解できる。心配しなくていい。このモヤモヤが解決できればシワシワ君の臨床研究の「デザイン力」は一気に向上するぞ。臨床研究にはデザインに関連していろいろな分類があるんだ。たとえば「探索的研究」と「仮説検証型研究」といういい方がある。それから，さっきも少し触れたけど，「前向き研究」と「後ろ向き研究」という分類もある。これらの用語を整理して理解することが，何より重要だよ（図2-4）。それでは，まずは次項の解説を読んでみてくれ。

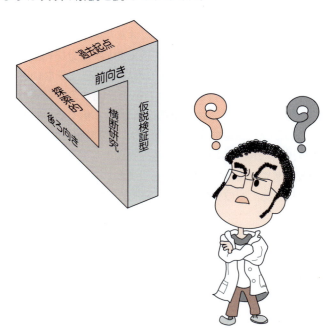

図2-4　探索的・仮説検証型×前向き・後ろ向き

4 探索的研究から仮説検証型の研究へ

「探索的研究」と「仮説検証型研究」について掘り下げていきます。この２つの違いを前出の抄録例からみてみることにします。抄録例②は，縫合不全の原因やリスク因子がよくわからないので，とりあえず疑わしい因子を「探索的」にいくつかピックアップして調査し，解析してみたという研究です。これに対して，抄録例③はどうでしょう。研究者であるシワシワ君は，論点を１つに絞り込んできました。「ビタミンＣの摂取量が縫合不全の発生に関与するか」という仮説を検証することのみに焦点をあてています。これを「仮説検証型研究」といいます。

さて，どちらの研究デザインがよいでしょうか。探索的研究はたくさんの因子を網羅的に調べることができるので，一見いろいろなことがわかりそうで魅力的です。多くの臨床医は，ついつい無意識のうちに「あれもこれも，データをとってみてみたい」と考えてしまいます。しかし実際には，たくさんの因子を調べれば調べるほど，得られた結果の説明力は低下していくのです。このことは症例数の多い研究だとよりわかりやすくなりますので，もう１つ研究例を挙げて考えてみましょう。

【RQ の例】
「心臓のバイパス術後患者のうち，早期に再手術が必要となった症例のリスク因子にはどんなものがあるか？」

「探索的研究」のスタイルでは，再手術のリスクに関連しそうな調査すべき因子はものすごくたくさんありそうです。整理してみると，医療者の因子，患者の因子，病状の因子，そのほか社会的因子，などが考えられます。医療者の因子として最も大きなものは，やはり術者の技術力でしょうか。さらには助手や麻酔科医の力量，介助ナースや臨床工学技士の力量も影響するかもしれませんし，術前診断を行った内科医の能力も関与するかもしれません。さらに選択した手術器械・デバイス，縫合した針や糸の種類などもここに含めてもよいかもしれません。患者の因子としては，年齢や併存症が大きな影響力をもちそうです。動脈硬化の程度や栄養状態，糖尿病の有無やステロイドの慢性的使用など挙げればきりがないですし，病状の因子としては，緊急手術を要する，吻合

4 探索的研究から仮説検証型の研究へ　59

箇所が多い，内胸動脈グラフトが使用できない，心機能が術前からかなり悪い，などが関連しそうです。社会的因子としては，VIP 患者であるとか，手術室が混んでいて待機時間が長くなったとか，大型連休の直後でいろいろ不手際があったとか，もう考え始めれば枚挙に暇がなさそうです。

サンプルサイズ計算については第 3 章で詳しく述べますが（→ 105 頁），このように検討する項目が多いということは，それだけ解析に必要なサンプル数が増えるということなのです。そこで今回は多施設の協力を得て狭心症または，急性心筋梗塞で冠動脈バイパス術を施行した患者 3,000 例の調査を行ったとしましょう。上記のような再手術のリスクに関連しそうな因子を徹底的に調べあげて，統計学的検定を行い以下のような結果が出てきたとします。

① 「80 歳以上の患者」で有意差が出ました。
② 「3 箇所以上の血管吻合あり」で有意差が出ました。
③ 「重度の糖尿病あり」で有意差が出ました。

外科医の視点からみて，これらの結果はなんだか医学的に正しいような気がします。高齢の方や糖尿病患者，吻合部が多いほうが術後のトラブルが多いというのは納得できる結果です。そこで味をしめた研究者は，いい感じだとばかりに調子に乗って，「探索的検定」を繰り返し行っていきます。

④ 「ベッドが個室か大部屋か」で有意差が出ました。
……そうか，大部屋のほうが重症患者が多いからかな？ それとも，個室のほうがお金持ちが多くて栄養状態がよかったりするのかしら？
⑤ 「手術日が金曜日とそれ以外の曜日」で有意差が出ました。
……金曜日は職員が休み前で浮ついてるからかしら……。
⑥ 「血液型 A 型とそれ以外」で有意差が出たぞ！
…………A 型はまじめな人が多いから？ なわけないか？
⑦ 「てんびん座とおうし座」で有意差が出た！
おいおい。それは無関係だろう。
⑧ 「名前が "＊＊子" または "××男"」で有意差が……。
いいかげんにしろ！！

……と，そろそろお気づきでしょうか。実は臨床医の多くは統計学的検定の結果，すなわち p 値が 0.05 未満かどうかということだけで因果関係を推定しているわけではない，ということなのです。自分の臨床経験や，既存の研究で

わかっている事実（たとえば吻合箇所が多いほど，年齢が高いほど，糖尿病が重症なほど血管の再狭窄が起こりやすく再手術のリスクが高いといった事前の知識）がベースに存在し，そのうえで統計学的な有意差があったという結果が得られて初めてその結果を受け入れるのです。

　探索的な解析だといっても，既存の報告でまったく重視されていなかった「得体のしれぬ」要因を急にもってきても，（たとえば AB 型 Rh − の患者は要注意だなどと主張したとしても）それを裏づける病態生理学的機序が発見されない限り，多くの人は偶然の偏り，またはなんらかのバイアスが関与しているのではないかと感じてしまうのです。

　そもそも「p 値 0.05 を有意水準とする」ということの意味は，検定における第一種過誤（有意でないものを有意であると判断してしまう過ち）を 5% 未満に抑えるということです。つまり，"探索的に"という名目でいろいろな因子を 20 回くらい検定すると，偶然の偏りで本来なんの関連もない因子に有意差ありと出てしまう可能性があるということです。

● 検定をするときには，研究仮説を意識する

　本書は統計学の理論を詳しく扱うものではありませんので，外科医が知っておくべき要点のみを整理します。介入とアウトカムの因果関係を推定するにあたって，統計学的検定によって導くことのできる結論は反証主義に基づいて表現する必要があります。どこまで強い論調で因果関係に踏み込むかは，その研究の仮説検証力をよく吟味しなければ決められないということです。

　ちょっとわかりにくくなってきましたね。もう少し説明を追加します。このことは統計学の授業では，しばしば「白鳥は白い鳥である」という命題を直接証明することができないという例を用いて説明されます。たしかに，地球上のすべての白鳥を捕まえてきて，目の前ですべてが白いということを確認することは不可能です。なので，この命題を"肯定する"ことは難しいのですが，"否定する（反証する）"ことは可能です。たとえ 1 羽でも，黒い白鳥を捕まえてくれば，すべての白鳥が白いわけではないということが証明できます（実際に，オーストラリアで黒い白鳥が発見されたという例があります）。これを反証主義といいますが，「A は B である」という命題が真であることを直接的に証明することができない場合には，「A は B ではない」という仮説が偽である（否定できる）かどうかを考えるという方針をとります。高校数学でも習ったと思いますが，これを背理法といいます。

4　探索的研究から仮説検証型の研究へ　**61**

このように，あえて否定するために作られた仮説を「帰無仮説」といい，もともとの仮説を「対立仮説」といいます。統計学的検定の多くは本来証明すべき対立仮説が真であることを直接証明するのではなく，帰無仮説をわざわざ作り出して，それに矛盾があれば否定（棄却）するのです。そして帰無仮説が棄却できるかどうかの水準としてp値を0.05未満としています。臨床研究において結論を導くために知っておくべき重要なことは，統計学的検定において「有意差が出た」ということの意味は，対立仮説が証明されたのではなく，帰無仮説が棄却されたにすぎないということです。帰無仮説が棄却されたことによって対立仮説が真であると主張する理由の1つとして考慮してもよい，という程度で考えるのが無難です。

前述の研究例を考えてみましょう。たとえば，術前のCRP値が再手術のリスクになるかという検定を行う目的で，「術前のCRP高値」と「心臓バイパス術の再手術」について2×2表を作ってカイ2乗検定を行ってみます（表2-1）。

表2-1 　2×2表の例

	再手術あり	再手術なし	計
CRP高値	63 (6.4%)	916 (93.6%)	979
CRP正常	86 (4.3%)	1,935 (95.7%)	2 021
計	149	2,851	3 000

$p=0.012$

p値は0.012となります。この結果の意味するところは，「術前CRP高値は再手術のリスクになる」という対立仮説を直接証明することができないため，「術前CRP高値は再手術のリスク因子ではない」という帰無仮説を作り，それをp値が十分に小さいことを理由に棄却したということになります。ですから額面どおりの解釈は「術前CRP高値は再手術のリスク因子ではないとはいえない」となり，これだとわかりにくいので「術前CRP高値は再手術のリスク因子であると考えてもよさそうだ，そう考えるのが妥当」という程度の意味になります。決して，術前CRP高値がリスク因子であることが確実に証明された，というわけではないのです。p値を理解するうえで，常に「この検定の帰無仮説は何か？」を考えると，結果の説明がしやすくなります。

このことを踏まえて，もう1つの例を考えてみます。「デバイスAとデバイスBの術中出血量の平均値は，それぞれ350 ccと600 cc（$p=0.001$）であり，

デバイス A の有用性が証明された」というような記述はいかがでしょうか。表現としてやや強すぎるように思いませんか? 正確に帰無仮説に立ち戻って表現すると,「デバイス A と B で出血量に差がないとはいえないと考えられた」になりますが,さすがにこれだとまどろっこしいので,「デバイス A は B と比較して出血量が少ないと考えられた」くらいに表現するのがよいかもしれません。前述のように「A の有用性(優位性)が証明された」とまではっきりいいきるのは,この 1 回だけの検定結果では少しやりすぎの感がありますね。統計学的検定というのは,仮説の「正しさ」を強く主張するわけではなく,本来証明できないはずの命題をどうにかして「もっともらしい」と理由づけるために,帰無仮説を作ったり,有意水準を p 値 5%未満という基準を作って真実に少しでも近づこうと努力するものである,という意識で論じるのがよいかもしれません。

　先ほどの心臓手術と再手術のリスクを探索する研究で,あまり医学的な意味を考えずにやみくもに項目を調べあげて検定を繰り返し,有意差が出たものをピックアップしてストーリーを作る,ということがあまり科学的な説明力をもたないという理由がおわかりいただけたでしょうか。

　それでは,関連性をもう少し強く主張するためにはどうすればよいでしょうか。ここで大事になってくるのが"仮説"なのです。探索的にではなく,仮説を検証するために統計学的検定を利用すればよいのです。

　今回,シワシワ君が作成した抄録では,まず「ビタミン C 摂取量が食道癌手術の縫合不全に関連している」という仮説を提示しました。ビタミン C が創傷治癒を促進することはさまざまな基礎的研究によって証明されています。そこでシワシワ君は,ほかの項目には一切手を出さずに,ビタミン C 摂取量一本に的を絞って調査を行いました。その結果,「もし日常的にビタミン C の摂取量が少ない群で縫合不全が有意に多かった($p<0.05$)」,という結果が出たならば,この仮説は妥当である可能性が高いといえるのではないでしょうか? 何も考えずに網羅的に解析したなかから有意差の出たものをピックアップするのと,最初からねらいを定めて行ったただ 1 つの検定において有意差が出るのとでは,同じ p 値が得られたとしてもその医学的価値は断然後者のほうが高いということになります。そのためには,すでにわかっている情報を十分に吟味し,探索的研究を仮説検証型のデザインに昇華させることを考え抜く必要があります。ここまで来て,いままで行ってきた RQ の明確化,十分な文献検索による研究背景の推敲がいかに大切か,ということが理解いただけたのではないかと思います。

最後にもう一度 PECO に戻りましょう。実は先ほどの抄録例②（→ 51 頁）のような探索的研究では PECO を組み立てることができません。

P：食道癌の手術を施行された患者
E：術後に感染性合併症を認めた患者
C：術後に感染性合併症を認めなかった患者
O：……!?

　このように，何も前情報がない状態で網羅的にリスク因子を探索するような研究は PECO にできないのです。一方で，抄録例③（→ 56 頁）の仮説検証型研究では PECO は明確です。

P：食道癌の手術を施行された患者
E：術前のビタミン C 摂取量が基準値を超えていた患者
C：術前のビタミン C 摂取量が基準値以下であった患者
O：術後の感染性合併症の発生割合

　ここまで来てお気づきになったかもしれませんが，「PECO を作る」と「既存研究を把握する作業」を丁寧に実施していくことは，自分の RQ を探索型の研究から仮説検証型の研究に変えていく作業なのです。だからこそ，しつこく PE（I）CO を作成する作業について重点的に解説し，研究背景をしっかり記述することで，「よくわからないけどとりあえずやってみよう」という探索的研究から脱却し，ターゲットを絞り込んだ仮説検証型の研究をデザインする流れについて紹介してきたのです。

5　「前向き研究」と「後ろ向き研究」とは何か

　まず言葉の意味として「前向き研究」というのはわかりやすいですね。臨床経過を追って順番にデータを取っていくことをいいます。現時点から未来に「前を向いて」いるイメージがわかりやすいのです。なにか新しい術式を開始した際に「この手術はまだやっている施設が少ないし，安全性が十分に検討されているとはいえない状況だから，まずは 10 例やってみて，"前向きに"手術成績・術後合併症を記録します。そのうえで，手術関連死亡がなく，Grade 3 以上の合併症が 2 例以下であった場合には，今後この治療を標準的に行ってい

64 │ 第 2 章　計画編 2　研究仮説とデザインを書く

きます」などと研究計画書に宣言しておきます。「前向きに」というのは，まず術前のデータを手術前に収集し，手術中のデータ（手術時間や術中偶発症など），術後合併症，後遺症など，時系列的に順番にデータを記録していくことです。実に当を得た言葉といえます。

しかし一方で，「後ろ向き」という言葉はどうでしょうか。デザインを語るうえで，この言葉は非常に誤解を生みやすい用語ではないかという気がします。前向きに対して後ろ向きという言葉を額面どおりに受け取れば，現在から過去に向かって順番にデータを収集していくということになるのでしょうか？（図 2-5）

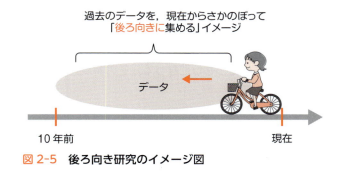

図 2-5　後ろ向き研究のイメージ図

同じ研究を例に，「すでに，この新術式を 10 例実施しました。いったんここでアウトカムを評価するので，後ろ向きにデータを集めてください」といわれたらどうでしょう。後ろ向きに集めるのですから，まず現在の患者さんの状態をチェックします。生きているのか，死亡していないか。次いで，退院時の状態はどうであったのか，術後の経過，術中の所見，術前は……と時系列を逆行して過去にさかのぼってデータを収集するという意味でしょうか。普通はそんなことしないですよね。調べるべき項目を一覧表にして，カルテ記載のみやすい項目から順不同で手あたり次第データを抜き出していくのではないでしょうか？　このやり方のどこが「後ろ向き」なのでしょうか？　単に過去の記録をいっぺんに調べた，というだけのことで，横断調査，一斉調査などという言葉と何が違うのでしょうか。つまり「後ろ向き」という言葉は，「前向き」に対応してなんとなくつけられた名称であり，あまりデザイン論として意味のある言葉とは思えません。

「後ろ向き研究は信用できない」といった言葉を耳にすることもあります。

しかし後ろ向き（retrospective）という言葉自体が，臨床研究のデザインを表現する際に誤解を生みやすいため，観察研究の報告の質を改善するための声明（STROBE声明）などでは，その言葉をなるべく使用しないようにするということが書かれています。その理由として，この用語の使用方法が論文の著者によっていくつかの種類があり，定義が明確ではないからです。

STROBE声明によれば，一般的に「前向き」という用語は"コホート研究"を意味し，「後ろ向き」という用語は"症例対照研究"を意味すると説明された経緯があったとされています。しかし，さまざまな文献で後ろ向きコホートなる用語を使う場合もあり，さらには前向き症例対照研究というデザインを記載する臨床研究もあります。そこで，本書では後ろ向きという言葉はなるべく使用しないこととします。また，調査の起点が過去にある場合には「過去起点コホート研究」と呼ぶ人もいます。この言葉の意味は，**「新術式の導入を行った当時にタイムスリップをしたつもりになって，その時点からの情報を前向きに集める」**ということです（図2-6）。

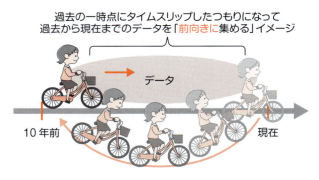

図2-6　過去起点型研究のイメージ図

「なんだ，やっていることは結局一緒じゃないか」と思われるかもしれませんが，研究デザインとしては意味合いが大きく違ってきます。単に過去の症例データを網羅的に拾い集めるという従来の「後ろ向き」研究と比較して，過去を起点として「前向き」に情報を集める利点はいくつかあります。

第一に，アウトカムをブラインドされた調査者がデータを集めることができるという点です。臨床データは経過を追って時系列的に収集したほうが自然ですし，手術の合併症や最終的な転帰を知らないまま治療前のデータを取り扱う

ほうが質の高いデータがとれるのです。先に転帰を知ってしまうと，たとえば重症の合併症をきたした患者さんであることをわかったうえで術前のデータをとってしまうと，ついついもともとの状態が悪かったのだろうという先入観がはたらきデータ収集の際にバイアスが入るおそれがあります。できればアウトカムを知り得ない立場の人に時系列的に診療経過の順を追って（前向きに）データ抽出を行うよう依頼することが望ましいでしょう。

第二に，対象症例抽出の段階での考え方も変わってきます。たとえば"いわゆる"後ろ向き研究では，「○○術式を施行された10名」をリストアップしてデータを収集するということがなされがちですが，本来の研究目的を考えると手術が行われた患者だけを調べたいのではなく，○○術式が企図（予定）された症例すべてを対象にすべきでしょう。過去起点で前向きに調査するという考え方をすると，術前診断と予定術式によって対象症例をリストアップしていくこととなります。そうすると手術中に何かトラブルが発生し術式が変更された症例なども調査対象に入ってきます。現在から未来に向かって情報を収集する前向き研究と同じ対象を抽出するという意識をもつことになります。

第三に，観察期間の終点を未来に設定することができるということです（図2-7）。「後ろ向き」といってしまうと，現在より未来は一切考慮しないことになりますが，観察終了を未来に設定してはいけないという決まりはありません。2010年から2015年までに○○術式を企図した症例を過去起点で前向きにデータ集積し，2020年12月まで観察する，というデザインは可能です。「後ろ向き」という言葉に振りまわされて研究のよしあしを判断するのではなく，どのようにデータを収集すれば質が高まるのかを考えていくべきでしょう。

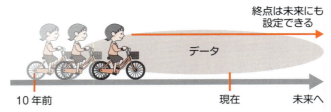

図 2-7　過去起点の場合，終点は未来にも設定できる

● 後ろ向き研究が批判される理由

通常，後ろ向き研究とは，過去に診療した症例から欲しいデータをとってき

5　「前向き研究」と「後ろ向き研究」とは何か　67

て利用する研究と理解されています。この研究手法が批判を浴びる理由は，第一にアウトカム・レポーティングバイアスがあります。つまり，「あとから自分の説に都合のよい結果だけを選んで発表しているのではないか？　都合の悪い結果になった症例を隠しているのではないか」という疑惑が解消できないということです。第二の批判はデータの質が低いだろうということです。つまり「カルテに記載されていない情報は得ることができないだろう」ということ，もともとカルテは特定の研究を目的にデータを記載していないので，「分類法・記載法が主治医によって統一されていない」「記入漏れがある」，さらには「カルテの文字が汚くて解読できない」などの理由で欠測値が多くなることから，データの質に問題があるだろうと推測されます。この点，前向きにデータを集めるのであれば，初めから収集すべきデータとその記載方法を研究者全員に周知しておくことでデータの質を高めることができるというわけです。至極もっともな指摘だと思いますが，時代の進歩とともにいわゆる後ろ向き研究を取り巻く状況も様変わりしてきていることを忘れてはなりません。

　まず，第一の批判については，実はこれは過去起点型の調査研究だけでなくあらゆる医学研究で考慮されるべき重大なバイアスです。この論点に関しては第3章『5.　エンドポイントの記載』の項（→98頁）で，再度議論する予定ですが，ここでは紙幅の都合上1点だけ推奨しておきます。たとえ規模の小さな過去起点型の観察研究であっても自分の研究仮説と解析方法を明記した研究計画書を作成し編集記録のログ（日時）を記録しておくこと，また可能ならば臨床試験登録サイトに前もって公表しておくことで，疑惑への防御策とすることができます。前述したように個人情報保護法のオプトアウトの観点からも，実施している臨床研究を各施設・病院のwebサイトに公開しなければなりません。このような場に，英語で書いたプロトコールを公開しておくというのもよいかもしれません。前向きの介入試験と異なり，プロトコールの公開は義務ではありませんがやっておいて損はありませんし，もし「自分の仮説があと出しでないことを証明せよ」と追及された場合には，研究計画書の更新歴を示すことで対応できます。

　第二の批判については，最近の電子カルテシステムの普及，またガイドラインや規約への理解は10年，20年前とは比べものにならないくらい進んできています。看護記録や画像所見なども電子カルテに一元管理されていますし，転記載や自動入力を支援するソフトやアプリケーションも発達してきているので，誤記載も減りました。昔のように紙カルテをひも解いて乱雑な手書き記載

68　第2章　計画編2　研究仮説とデザインを書く

を追っていく必要はなくなってきました．不明な点はすぐに画像所見を呼び出して確認することもできるようになってきました．遅れているとはいえ医療情報のIT技術利用やデータベース化も徐々に進んでおり，10年前の「後ろ向き」研究と，現在のものでは比較にならないほどデータの質が向上しています．

　もちろん，過去起点はしょせん"過去起点"であり，前向きに収集するデータと比べればいろいろな点で不備は多くなります．しかし，いくら前向きの臨床データが優れているといっても，登録を開始した時点の知見で作られた変数しか情報がないのは当然のことです．15年前の大腸癌に関する前向き臨床試験のデータに，現在の癌取扱い規約によるリンパ節分類が表記されているでしょうか．また現在ではあたり前のようにオーダーしている K-ras 遺伝子型のデータが含まれているでしょうか？　当然無理ですよね．たとえ前向きに収集したデータをもっていようとも，現時点でのRQに答えようと思えば，追加で過去のデータをとってきて情報を補塡しなければならないのです．大切なのは，このように規約などのルール変更に対応できるようなデータベースのコード設計をあらかじめ工夫しておくことや，いざ追加で調査しようとなったときに迅速に対応できるような施設データベースのシステムを整備しておくことなのです．

第2章のまとめ

（1）記述研究から一歩進んで，対照群を設定した横断研究を目指す．
（2）探索的な研究から脱却し，仮説検証型の研究を目指す．
（3）「後ろ向き」という言葉に深い意味はない．過去起点型のコホート研究を意識し，臨床データベースを構築するのが理想．

column ③ いわゆる後ろ向き研究の利点を考える

　後ろ向き研究，レトロスペクティブ研究，後方視的研究など、いろいろないい方がありますが，しばしば学会などでは「これはレトロなので……」と，そのデータや研究の価値が低いと自嘲気味に発表する演者がいます。また，前向きの臨床試験を行っている立場から，上から目線で「それはレトロの結果だから何もいえないので，臨床試験の結果を待ちましょう」などと諭すような発言をする人もいます。さらに，実際にあったことなのですが，患者の組み入れ基準に誤りがあり研究データの修正を提案したところ「しょせんは後ろ向き研究なんてノイズが入るものなんだから，いちいち修正する必要はない」などといい出す人もいました。

　このように「後ろ向き」とか「レトロ」という言葉自体に「低品質」というレッテルを貼り，発表する側は無責任な結果を出し，聴衆は誰も聞く耳をもたないという悪循環に陥っているように感じます。いったい，誰の，何のための臨床研究なのでしょうか？

　本書でもくどくどと説明してきたとおり，そもそも「後ろ向き」という言葉そのものがあまり正確に研究内容をとらえておらず，あえて誤解を生む可能性のある用語は使用しないほうがよいと考えています。かといって「過去起点」などという言葉があまり一般的に普及しているともいえないのですが，このあたりのニュアンスは少しずつ，折をみて周囲の理解を求めていくしかないでしょう。本書でも「後ろ向き」という言葉を完全に封印してしまうと読者の理解の妨げになると考え，「"いわゆる"後ろ向き研究」と表現する場合があります。

　ともあれ，後ろ向きだからいい加減にデータを解析してよい，後ろ向きだから結果を信用しない，といっていては若手外科医の出る幕はなくなってしまいます。本書では，いわゆる後ろ向き研究を，どのようにブラッシュアップして仮説検証を行い，因果関係に踏み込むかという点に焦点をあて，最終的にはトップジャーナルへの採択を目標にしています。

　そのためには，いわゆる後ろ向きの利点を考えなければなりません。実は前向きにはできないことが，過去のデータだからこそ分析できるという RQ もたくさんあるのです。たとえば診療ガイドラインやクリニカルパスの改訂前後でどのように手術関連のアウトカムが変わったかという移行期のデータを用いるような場合は，「いつ・どのように」このような変更が生じるかわからないので，前向きには計画しよう

70 ｜ 第2章　計画編2　研究仮説とデザインを書く

がありません。また最近では，癌の手術では多くの臓器で補助療法が普及していますが，手術単独の成績を知るためには過去のデータに頼るしかありません。特に，術前化学療法などが普及してくると術前診断と病理診断の比較が難しくなります。過去の診療データがだんだんと価値を生むこともあるのです。今後何が重要になってくるかは簡単に予測できないので，大切なことは日々の診療録や手術記録を現時点できちんと残していくことです。いわゆる後ろ向き研究を全否定する臨床医は，おそらく自分自身の日常の診療記録をおろそかにしているということの裏返しなのではないかと思うのです。

第3章 計画編 ③

調査項目とアウトカムを書く

1 調査項目の数と研究にかかるコストは比例する

　調査項目をどのように決定するかという問題は，そのデータが実際にとれるのかという研究の実現可能性はもちろん，あなたがその研究にどのくらいの時間を割くつもりなのかという，自分自身のモチベーションにも規定されます。調査項目の決定は臨床研究の本質的な理論と研究に必要なコストの両方にかかわる重要事項です。だからこそ，「調査項目の決定」は臨床研究を成功させるうえで重要な4本の柱（→16頁）のうちの1つに位置づけられているのです。ここから，さらに臨床研究の核心部に迫る勢いで深く掘り下げていきます。気持ちを新たに一緒に考えていきましょう。

　「あなたのRQを解決するために調査すべき必要な項目は何か？」という疑問の答えを出すことは，そんなに簡単なことではありません。第2章で，「物事の因果関係を論じるために"比較対照（C）"が必要である」ことを述べました。では最終的に何を比較するのかというと，当然ながら"アウトカム（O）"を比べて優劣を判定するのですが，2つまたはそれ以上の群間のアウトカムを正しく比較するためには，アウトカム以外の項目調査が必要になることがほとんどです。どのデータをとるべきか，ということを考えることは，**「アウトカムの比較を正しく行うために必要な他の項目は何か？」**ということを考えることと同義です。

　データにはとりやすいデータ，とりにくいデータがあります。それは測定しやすいデータ，測定しにくいデータといい換えてもよいでしょう。なかにはとりやすいデータばかりを集めて，その範囲内の解析でストーリーを組み立てるような研究をみかけますが，残念ながらデータ収集で楽をしようとするとよい

研究ができないと断言しておきます。簡単にとれるデータ解析などは誰にでも思いつくもので，すでにほとんどのテーマはやり尽くされているといってもよいでしょう。そもそも，今までよくわかっていなかった疑問を解決するために臨床研究を行うのであって，過去にあまり調べられていないようなことこそが，意義のある研究といえるでしょう。それは楽にできることではありませんが，この「データ収集を効率よく行う方法」に関しては，第5章で扱うこととし，まず本章では，調査項目を正しく決定する方法論について学ぶことにしましょう。

2 調査項目を決定するために

● なぜ，いつも曝露群と対照群の比較ができないのか

まず調査項目を決定するうえで避けて通れない2つの用語があります。「バイアス」と「交絡」です。外科医にとっても比較的なじみのある言葉かもしれませんが，バイアスと交絡は何が違うのかおわかりでしょうか。なかには広義のバイアスとして，交絡を含めて「交絡バイアス」なるいい方をする人もいますが，ここでは別物として扱います。なぜこの2つを区別して考える必要があるかというと，それぞれの対処法が異なるからです。

押さえておくべき原則は，

- バイアス……デザインによって"予防"する
- 交絡……統計解析によって"調整"する

ということです。バイアスとは**研究理論の実務化に伴って生じる研究結果の系統的歪み**のことです。わかりやすくいうと，机上では理想的な研究計画を立てたとしても，現実の世界ではさまざまな不都合や障害が生じ，理想的にはいかないことがほとんどです。その場合，ある程度「折り合い」をつけて実施できるように工夫または妥協していくわけですが，その作業は細心の注意を払わないと結果に重大な影響を及ぼしかねないということです。多くの問題は，PECOの"P（対象者選択）"の際に起こる「選択バイアス」と，"O（アウトカムの測定）"の際に起こる「情報バイアス」の2つに集約されます。この2つを「一般バイアス」と呼び，そのほかのバイアスと区別することがあります。ま

74 │ 第3章　計画編3　調査項目とアウトカムを書く

たのちほど具体例を挙げて一緒に考えてみたいと思います。

一方で交絡とは"E（要因）"と"O（結果）"の因果関係に深く関連する別の因子が存在し，EとOの間の関係性に誤解を与えてしまう現象のことです。このような因子を交絡因子と呼びます。第2章で，曝露や介入を評価するためには「比較対照」を設定しなければならないと書きましたが，実はそのまま比較することができないケースがほとんどです。これは考えてみればあたり前のことで，医師は日常の診療において，

① 重症患者には，より手厚い治療を
② 軽症患者には，より手控えた治療を

施すのがあたり前です。そうすると，治療効果が高いはずの「手厚い治療」のアウトカムは対象者の状態がもともと悪いので過小評価されて悪くなってしまいます。逆に，大した治療をしなくても自然治癒が見込まれる軽症患者に「手控えた治療」を行っていれば必然的にアウトカムは良好になります。このように，得られた臨床データをそのまま比較してしまうと，「手厚い治療は逆効果である」という判定が下されてしまう可能性があるのです。この場合，「治療前の患者の重症度」が交絡因子になっていると判断するのです。

少しわかりにくいので，まずはこの交絡について，野心家研修医の「ギラギラ君」に勉強してもらいましょう。

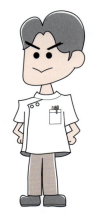

研修医ギラギラ君

オーベン外科医：ギラギラ君は今年から外科後期研修医になったばかりだったね。

ギラギラ研修医：はい。そうです。僕はすでに PECO を作ってもってきました。

おお，さすがにギラギラしているね。やる気があるのは大変結構。ではまず，RQ を一文で表現してみよう。

RQ は「外科研修医に執刀させると手術成績が悪くなるかどうか」です。

ほほう。なかなかおもしろいテーマだね。では，ギラギラ君の仮説を教えてもらおうか。

もちろん僕の仮説は「教育病院において研修医に執刀させても術後合併症は増えない」ということです。この仮説が証明されたら僕は遠慮なく指導医の先生に術者をさせてもらうようにお願いしやすくなりますからね。

なるほど。これはギラギラ君のようなやる気のある外科研修医にとっては実に切実で有意義な RQ だね。結果が上司の診療行動を変える可能性があるというのも実におもしろい。では，さっそくこの RQ を PECO にしてみようじゃないか。

はい。それでは，

　P：当院で過去 3 年間に手術された胃癌の患者
　E：研修医が執刀した場合
　C：指導医が執刀した場合
　O：術後合併症の発生割合

で，どうでしょうか。

シンプルでよいね．ギラギラ君は理解が早いようだから先に進めよう．もし，この研究から「研修医が術者の場合（E）のほうが，指導医が術者の場合（C）よりも，術後合併症（O）が明らかに少なかった」という，常識とは逆の結果が出てしまったら，ギラギラ君の指導医は研修医に手術を全部やらせるようになるだろうか？

うーん．まあ結果は尊重してほしいと思いますが，そういう結果はありえないんじゃないですか？ いくらなんでも，指導医より研修医の成績がよいなんて……．

と，思うだろ？ でも実際にそういう結果が出ても不思議じゃないんだよ．だって普通の病院では，それぞれの症例の難易度に応じて，研修医に執刀をさせたり，指導医が自ら執刀したりしているのじゃないかな？ 研修医が執刀した症例は「全身状態がよくて手術が簡単そうな」もの，つまり合併症が起こりにくい患者が選別されているわけだ．そして，指導医はもっと困難な手術を行っているはずだよね．

あっ．それはそうですね．たとえば同じ胃癌といっても膵臓に浸潤していて合併切除が必要になるような症例は指導医がやっています．症例の難易度っていうのは，癌の進行度のほかにも，患者の体格や併存症の有無とかいろいろな因子が関与していそうですね．

そのとおり．いろいろな状況を総合して，研修医に執刀させるかどうか判断しているわけだ．そして難易度が高い症例ほど合併症を起こすリスクは高くなるから，みかけ上指導医の手術のほうが合併症は多く発生しているようにみえてしまうことがあるんだ．こういう状態を，「手術の難易度が交絡因子になっている」というんだ．

でも，問題は手術の難易度だけじゃないですよ．たとえば今日も，オーベン外科医のオラオラ先生は今晩飲み会があるとかいって，午前の手術はシワシワ君にやらせたのに，午後の執刀は急いで自分でやってしまいました．本当は僕にやらせてくれてもよさそうな……（ブツブツ）．

そうだね。手術の難易度だけじゃなく，実にいろいろな要素が絡んでいそうだ。それらを丁寧に考えて比較を邪魔する交絡因子を明らかにし，調査項目に設定していくというのが，この章の目的なのだよ。では交絡因子をどうやって探して調査項目に記載していくのか，詳しい解説を読んでみよう。

3 研究計画書に調査項目を書く

研究計画書に書くべき調査項目は，

第一に「交絡となりうる項目（潜在的交絡因子）」
第二に「アウトカム（エンドポイント）」

です。本来は，2つ以上の手術のアウトカムを比較することが研究の目的なので，第一にアウトカムをもってきてもよいのですが，臨床研究の手順として比較の妥当性が確保されない状態でのアウトカム調査は誤った解釈を広めてしまうリスクが高いことから，まずは交絡因子をしっかりと記載し，これらを調整したうえで，アウトカムを比較するのだという研究者の姿勢をしっかりとみせておくとよいでしょう。

下記の記入例のように，交絡となりうる項目（潜在的交絡因子；potential confounding factors）と，アウトカムを整理してわかりやすくしておくとよいでしょう。

記入例

調査項目
本研究における調査項目は以下のとおりである。
・潜在的な交絡因子として，下記の想定される項目を，診療録より抽出する。
　　患者情報（年齢・性別・併存症・手術歴・抗凝固薬の内服……などなど）
　　疾患情報（病悩期間・病期診断・組織型・腫瘍長径……などなど）
　　治療内容（手術日・アプローチ法・使用デバイス・術者……などなど）
・調査するアウトカムは以下のとおりである。
　　術後合併症（内容，程度，発生時期），手術時間，出血量，輸血量

ICU 在室期間，再手術の有無，再入院の有無
術後在院日数・転帰

　アウトカムとエンドポイントに関してはのちほど解説しますが，まずは潜在的な交絡因子をどのように同定し，記載するのかについて考えてみたいと思います。

● 交絡因子の探し方

　交絡因子とは，E（曝露要因）とO（アウトカム）両方に影響を与える因子です。たとえば，癌の臨床病期（clinical stage）というのはどうでしょうか。臨床的に早期胃癌と考えられれば，研修医に術者を許可する傾向があり，逆にもっと進行した胃癌は手術の難易度が上がるため指導医自身が行う傾向があると思われます。つまりEに影響を与えています。そして，進行癌ではリンパ節郭清範囲が広くなったり隣接臓器の合併切除なども含まれるので，術後合併症のリスクは上昇する傾向にあります。つまりOにも影響を与えています。よって「臨床病期」は交絡因子であると考えられるのです。

　一方で，癌の病理学的病期（pathological stage）はどうでしょうか。これは，胃を切除して検体整理をして，ホルマリンに浸けて固定して，切り出して，ブロックに包埋して，薄切して，染色して……と長い過程を経て病理医が診断を下します。そのときには，手術はとっくに終了して，患者さんも退院していることでしょう。つまり病理診断はEには影響しません。しかしOには影響するかもしれません。癌が進行していれば大きな手術になり短期的にも長期的にも予後に影響を与えます。こういうものは「予後因子」と呼ばれます。

ではギラギラ君，まずはあまり悩まず，研修医に手術を執刀させるかどうかに影響する要因や，アウトカム（術後合併症）を左右する因子をできる限りたくさん挙げてみよう。最初は患者さんの状態だけでなく，社会的な要因や外科以外のスタッフの状況も含めて幅広く拾いあげてみよう。

はい。やってみます。

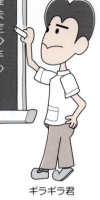

癌の病期分類（ステージ）、腫瘍の大きさ、肉眼型、病理組織型、切除範囲（幽門側切除か全摘か）、アプローチ法（開腹手術か腹腔鏡手術か）、術前の併存症（種類と重症度）、患者の性別・年齢・身長・体重、術前化学療法の有無、出血量、手術時間、患者の希望、手術の曜日、手術時間帯、主治医と研修医の人間関係、主治医と患者の人間関係、麻酔科医の人柄、オペ室の雰囲気

ギラギラ君

こんな感じでどうでしょう。

よし，いろいろな項目が出てきたね。「オペ室の雰囲気」なんておもしろいじゃないか。じゃあこれらの項目が，"E"に影響するか，"O"に影響するか，またはEとOどちらにも関与するか，を判断してみよう。

EやOに影響するというのはどういうふうに考えればよいでしょうか。

Eに影響するというのは，この場合はEすなわち「研修医に手術をさせるか，指導医がやるかという判断」に影響するかということなんだ。たとえば，癌の臨床病期やアプローチ法なんていうのは，すごく影響しそうだよね。それから，Oすなわち「術後合併症」に影響するかというのは，合併症の発生に影響しそうな因子かどうかということだ。たとえば，糖尿病や低栄養などの併存症は強い影響を与えそうだね。

なるほど，わかりました。混乱しそうになるので，以下のように表を作ってまとめてみました（表3-1）。

表 3-1　交絡因子と予後因子の候補

	E に影響がある	E に影響がない
O に影響がある	臨床的病期分類 腫瘍の大きさ 患者の性別・年齢・身長・体重 併存症 予定術式（アプローチ・切除範囲） 術前化学療法の有無	術中の出血量 手術時間 病理学的病期分類
O に影響がない	患者の希望 麻酔科医の人柄 主治医と研修医の人間関係 主治医と患者の人間関係 オペ室の雰囲気 手術の曜日・時間帯	肉眼型 病理組織型

なるほど，いい感じだね。さっきは病理学的な病期分類（pathological stage）に関しては E に影響がなく，O に影響があるから「予後因子」だと説明したけれど，「臨床的病期分類（clinical stage）」であれば E にも影響するね。こういうものを「交絡因子」というんだ。

そうすると，左上のマスに入っているものは，全部交絡因子になるのでしょうか。

そうなると思うよ。

でも，指導医によっては「患者の年齢が高い場合には研修医にやらせる」という傾向がある人と「年齢が高いと合併症も多くなるからむしろ若い患者を研修医にやらせる」という傾向の人がいます。両方の指導医のデータを混ぜてしまえば，研修医と指導医の執刀の別で患者年齢にはあまり大きな差が出ないかもしれません。

たしかにその可能性もある。その施設や術者の考え方によって同じ変数でも交絡因子になったり，ならなかったりする。もし，「うちの施設は患者の年齢だけを理由に術者を変えたりしないよ」ということであれば，患者年齢は「予後因子」であり交絡因子にはならない。この

ように予後因子か，交絡因子かは実際問題としてグレーゾーンであることが多いので，多施設の共同研究などを行う際には各施設の外科医としっかりコンセンサスを形成しておく必要があるんだ。結果的に交絡因子になるかどうかわからないけれど"疑わしい"と思ったら「潜在的な交絡因子」としてそのデータはしっかりと収集しておいて，解析のときに偏りが出るかどうか確かめながら判断していくことになるんだ。

なるほど，よくわかりました。結局，E には影響がないけれど，O に影響があるという右上のマスに入ってくる因子は「予後因子」と考えてよろしいですか？

いや，それはちょっと違うんだ。実は，その右上のマスには，予後因子のほかに「中間因子」というものが入ってくる可能性がある。たとえば，手術時間，というのはどうだろう。ギラギラ君はなぜ「手術時間」という因子を考えたのかな？

最初は，手術時間は研修医のほうが長くかかると思ったし，手術時間が長ければそれだけ術後の合併症も増えるんじゃないかなと思ったんです。

うん。そのとおりだよ。手術時間や出血量というのは術者によって左右されるね。でも，これはあくまで術者選択の「結果」であって，術者選択の理由にはならないよね。研修医に手術をやらせた結果，時間が長くかかり，その結果合併症が増えるかもしれない，という理屈だからね（図 3-1）。

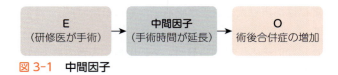

図 3-1　中間因子

このような因子を中間因子といって，調整する必要性はないんだ。だ

から交絡因子と中間因子は厳密に区別しておく必要があるから気をつけよう。

表3-1の下の段にある「Oに影響がない因子」に関してはどのように考えたらよいでしょうか。

Oに影響しないのであれば，これ以上は調査する必要はないね。ただし注意してほしいのは，Oの設定によっては同じ因子でも交絡因子になりうる可能性が出てくるんだ。たとえばOを患者の術後合併症にしたけれど，もしこれを「患者の満足度」などに設定した場合，「主治医と患者の人間関係」とか「オペ室の雰囲気」などが十分に交絡因子になりうるだろうね。

自分で書いておいて何なんですけど，人間関係とか雰囲気はどうやって測定したらいいんでしょうか……。

そこは外科医の臨床研究において非常に大事なポイントになってくる。そもそも「手術手技」の評価自体が主観的なものだよね。手術はアートだという人もいる。そのとおりだと思う。だから「手術に役立つ臨床研究」をするためには主観的なデータを測定するということは避けては通れない難問題なんだ。たとえば「QOL」とか「術後の後遺症」といった"患者の主観的な訴え"のことを臨床研究では「患者報告型アウトカム (PRO；patient's reported outcome)」と呼んでいる。これは質問票などを配って患者さん自身に記入してもらうことで測定するわけだ。この"PRO"を臨床研究のアウトカムに採用すると，交絡にも「主観的な因子」が入り込んでくるので測定がかなり難しくなるということなんだ。この辺はとてもおもしろい話なので詳しく説明したいのだけど，かなり専門的になってくるので，あらためて機会をみつけて一緒に勉強することにしよう。ギラギラ君のような初心者がPECOを設計する際には，まずは原則として客観的に測定できるものをOにしておくのが無難だと思うよ。

● 研修医 vs 指導医の手術成績は比較可能か

　少し極端な例かもしれませんが，ある病院の外科教育プログラムと患者のアウトカムについて臨床研究を計画してみましょう。

　この病院の外科部長の先生は患者の長期予後に重点を置いていて，

　① "早期" 胃癌は研修医に術者をやらせる
　② "進行" 胃癌は指導医が執刀する

という非常に厳格な基準で術者を決めているとします。そして，いかなる場合でもこの原則が必ず守られているとします。さて，この施設のデータを利用してギラギラ君が先ほど提示した PECO による臨床研究が成り立つでしょうか？

　一般的に胃癌の手術には早期癌と進行癌で以下のような違いがあります。

　1) 早期癌は腹腔鏡で行うことが多く，進行癌はどちらかといえば開腹手術が多い
　2) 進行胃癌では切除断端を十分に確保する必要があるので，胃全摘になる症例が多い
　3) 進行胃癌の手術は，早期胃癌よりもリンパ節郭清の範囲を広くする
　4) 進行胃癌では術前化学療法を施行していることがある
　5) 進行癌では大網切除，脾摘，浸潤臓器の合併切除などが付加されることがある

　ほかにも細かい技術的差異はたくさんあるでしょう。そこで，この教育プログラムが完全に守られて実施されていたと仮定すると，この病院における研修医 vs 指導医の術後合併症比較という研究は成り立つでしょうか。この状況では，両者の行っている手術内容の違いがあまりに大きいため，いくら高度な統計解析をしたとしてもこの比較には限界があります。

　残念ながら，この臨床研究は結果がどうであれ，現場の外科医に大きなインパクトを与えることはないでしょう。なぜなら，幽門側切除と胃全摘，はたまた D2 郭清と D1 郭清といった切除範囲の違い，腹腔鏡と開腹手術といったアプローチ法の違いなど手術に必要なテクニックの内容があまりにも違いすぎるため，アウトカムの比較に意味があるとは思えないからです。この研究結果は「研修医が早期胃癌の手術をやった場合と，指導医が進行胃癌の手術をやった場合では，合併症には差がない（または差がある）」という結論が得られるにす

84 ｜ 第3章　計画編3　調査項目とアウトカムを書く

ぎません。これでは本当に「研修医に胃癌の手術をやらせても問題がない」ということはいえないのです。

　交絡因子の存在は，統計学的な調整法によってある程度解決することができます。多少の学会発表を経験した方であれば，このような交絡調整には「多変量解析」を用いるとよい，などと聞いたことがあるでしょう。しかし今回の例では，多変量解析は歯が立ちません。解析を行う意味がないというより，このような状態では解析を行ってはいけません。どんなに優秀な統計家に解析を頼んだとしても臨床的に意味のある結果はひねり出すことができません。この問題を解決するためには，統計解析以前に，"PECO"作りの時点にまでさかのぼって設計をやり直さなければならないのです。

　この臨床研究の失敗は，PECO の "P" を「この施設の胃癌患者」という組み入れ基準で設計してしまったことです。研修医に執刀を許可する基準は施設によっても異なるでしょうから，単独施設ではなく複数の協力病院を集めて "P" を確保すると，なかには進行胃癌を研修医にやらせている施設，逆に早期胃癌を指導医が行っている施設，はたまた明確な基準を設けていない施設などいろいろな特色の施設が入り乱れてくるため，研修医が執刀した患者背景と指導医が執刀した患者の背景因子はぴったり重なるとまではいわないまでも，ある程度の重なりが生じてくるはずです。こうなると比較できる可能性が高まります。または，あくまでも単施設での研究にこだわるのなら，研修医と指導医がバランスよく執刀しているような別の疾患の患者を "P" として設計すべきでしょう。

　もちろん，実際にはこの病院の教育プログラムは現実的にはありえない設定です。手術を研修医にやらせるかどうか，単一の医学的要因だけでなく，非常に複雑な心理・社会的要因が絡み合って決定されるからです。あの研修医は毎日朝早くから夜遅くまでよくがんばっているから特別にたくさん手術をやらせてあげよう，彼は将来心臓外科医になりたいといっているからほかの研修医より心臓の手術を早く経験させよう，などという心配りがあるでしょうし，逆にあいつは勉強不足だからまだ執刀はさせられないな，この患者さんは病院の職員の関係者だから研修医にやらせられない（それ以外の患者さんには失礼な話ですが……），患者さんに特別に執刀を頼まれたから今回は特定の術者が執刀する，などということもあるでしょう。さまざまな因子が複雑に絡み合って，最終的な術者選択が決定されるわけです。現実の世界は，私のようなできの悪かった研修医にたくさんの手術を経験させてくださったような度量の大きい指

3　研究計画書に調査項目を書く　**85**

導医ばかりではないでしょう。

　今回の例をまとめると，「教育病院における研修医の手術は指導医の手術と比較して術後合併症の発生割合が高いか」というRQにおいて，「手術の難易度」や「疾患の程度・重症度」は「曝露要因」と「アウトカム」の双方に影響を与える「交絡因子」であり，もし統計学的に対処可能な範囲の偏りであれば比較の質は高めることができる。しかし，臨床的見地から絶対に対処不能な偏りがあると判断される場合には統計解析を行うまでもなくデザイン設計からやり直さなければならない，ということになります。この判断はほかならぬ臨床医が臨床的な視点で行わなければならないということを繰り返し強調しておきます。

デザインの設計によりバイアスを予防する

　デザイン設計によって，このような交絡因子を一気にまとめて除去してしまう手法をご存じでしょうか。そうです，それが「ランダム化」です。この研究をランダム化比較試験（RCT）にしてみると，

P：A病院で手術予定の患者
I：研修医が執刀
C：指導医が執刀
O：術後合併症

というPICOになります。"I"と"C"の割り付けをランダムに行うと，どちらの群においても患者の背景因子や，手術の内容や難易度は理論的に均一化されるので比較の質は向上するでしょう。たまに，**きちんとランダム化したはずなのに偶然の偏りによって群間に交絡が生じてしまう場合もありえます**。ランダム化も万能ではないのです。しかし，そのようなときには統計学的な交絡調整を補強として使用することで対処できます。「**デザインで大きな交絡を予防し，統計学的手法でより細かく調整する**」という二段がまえをとることで，比較の質を高めていくのが臨床研究における重要なポイントです。

　もちろん，このようなRCTへの参加を承諾してくれる患者さんはほとんどいないでしょうから，この研究は実施不可能なのですが，ここではそれは置いておき，引き続いてバイアスについても考えてみましょう。

● バイアスとは理想と現実のギャップにより生じる

ランダム化によって予防できるのはあくまで交絡因子の偏りであり，バイアスを除去することはできません。バイアスについて，もう一度確認しておきましょう。RQ を解決するために理想的な PECO を作りあげたと喜んだのもつかの間，いざ現実の世界で研究を実行しようとするといろいろな制約が生じ，「系統的なノイズ」が入り込むことがあります。これをバイアスと呼びます。一般的なバイアスとして「選択バイアス」と「情報バイアス」の2つがあります。

まず "P" の設計について考えてみると，**対象患者を組み入れる段階でさまざまな「選択バイアス」が生じている**ことに気がつきます。たとえば都市部の専門病院で組み入れた対象 "P" は，全国から紹介されてきた治療抵抗例が集まってきている可能性があります。消化器に特化した病院であれば循環器の併存症を有する患者は極端に減るでしょうし，逆もまたしかりです。あなたの勤務する病院の患者さんが，広い世の中の代表的サンプルであるという保証はどこにもありません。このことを突き詰めれば，理想的な臨床研究とは日本全国（もしくは全世界？）のあらゆる病院から代表的なサンプルを抽出することが望ましいということになってしまいますが，しかし現実問題としてそれは不可能です。そもそも研究に組み入れることができるという時点で，ある程度自動的に，症状のコントロールがよく予後が期待できる症例が選ばれてしまっている可能性が高いのです。

次に "O" を測定する際に生じるのが「情報バイアス」です。ギラギラ君のRQ である，「研修医 vs 指導医の手術成績の比較研究」を行ったときに，O である術後合併症の評価は，いつ・誰が・どのように行えばよいのでしょうか。通常の臨床現場では研修医が執刀した場合，術後はより注意深く観察される傾向が生じます。そうすると，術後の検査が過剰に行われ，通常では気がつかれなかったような小さな合併症がたくさん発見されてしまう可能性が高まります。誰が執刀したか，という E（曝露）の情報が O（アウトカム）の測定結果に影響を与えているのです。これを「情報バイアス」といいます。

この情報バイアスを回避するために，薬剤の評価を行う第Ⅲ相臨床試験においては「二重盲検試験」が重視されるのです。二重盲検（ダブルブラインド，マスク化とも呼ばれる）によって患者さんと主治医にどの薬剤が投与されているかを秘匿してしまう方法です。さらにアウトカムを評価する者やデータを解析する者が別にいれば，それらの者もブラインド化することで情報バイアスを

避けることが可能になります。

　理論的には，ギラギラ君の RQ においても「誰が執刀したのかが患者にも主治医にもわからないように割り付け結果をマスク化（ダブルブラインド）し，合併症の評価もブラインドされた第三者に評価を依頼する」といった方法が考えられます。しかし現実問題として臨床現場で術者や術式をマスク化するのは業務上の実施可能性だけでなく，倫理的な面からも困難でしょう。だからこそ，外科医は内科医以上にデザイン論を熟知すべきなのです。臨床試験においてランダム割り付けのシステムやサンプルサイズ計算を統計学者に依頼してお墨つきをもらったとしても，バイアスが十分にコントロールできるわけではありません。臨床現場に詳しい外科医が clinical researcher としての役割を果たし，デザイン設計の部分に責任をもって組み立てる必要があるのです。

　たとえばこの RQ の場合，「術後検査の実施内容を細かくプロトコール上に指定しておく」とか，判断のばらつきが出やすい軽微な合併症は評価の対象外とし，測定の定義がはっきりしたアウトカム（たとえば再手術件数とか術後 30 日以内の死亡のような）に絞って比較するなどの次善の策が考えられます。ときに，簡便にデータを収集できるアウトカムとして「手術時間」や「出血量」で比較する，といった安易な方向に行きたくなってしまう場合もあるでしょう。しかし，このような妥協を繰り返すうちに，研究の意義は低下していき，第 1 章で紹介した「だから何なの？」という質問に耐えられない研究に成り下がってしまう可能性があるので要注意です。

● 研修医 vs 指導医の再考

　ではここで，再度ギラギラ君に登場してもらい，今まで学んだことを踏まえてRQを実施可能なPECOにする仕上げ段階に入ってもらいましょう。

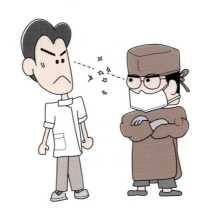

「研修医 vs 指導医の手術成績を比較するランダム化比較試験」，となるとさすがに倫理委員会が研究を許可してくれそうにないね。仮に承認が得られても，患者から同意を得るのはまず無理だろう。ではギラギラ君，もう少し現実的なセッティングでPECOにしてみなさい。

はい。PECOの要素を細かく設定していきました。

- P：300〜800床規模の総合病院で，5名以上の後期研修医が所属する外科研修指定施設であるX病院，Y病院，Z病院の3施設において，2010年から2015年の期間に胃癌および大腸癌手術を予定された連続症例（1,000例が集積される見込み）
- E：修練医（外科学会の専門医取得を目的に研修中の医師）が執刀した場合
- C：修練医以外（対象施設では全員外科専門医取得者）が執刀した場合
- O：重大な合併症の発生割合

うん。一見してかなり練り込んできたのがわかるPECOだね。じゃあ，どんなところを工夫したのか教えてもらえるかい？

はい。僕の所属しているX病院では，かなり全身状態がよくて，開腹手術になるような症例を中心に後期研修医が執刀していました。比較的，研修医に執刀させる症例が限定的で，そのままでは比較の質が劣ると思いましたので，研修医時代の2人の同期に連絡をとって，Y病院とZ病院の状況を聞いてみました。Y病院はX病院よりも後期研修医にやらせる基準が低く，多くの症例を執刀させていましたが，逆にZ病院は最近医療訴訟があったとかでほとんど研修医の執刀チャンスがなくなってしまったようでした。このような背景の違う施設を集めていけば，交絡因子をそろえて比較することが可能になるような気がしました。まだ3施設だけですが，ほかの施設にも聞いてもっと増やしてもよいと思っています。ただ，大学病院や専門病院は後期研修医のレベルに癌の手術を執刀をさせることはあまりないと思いますので，ここでは一般市中病院，特に若手の教育経験が豊富な総合病院をターゲットにしようと思っています。

なるほど，それから修練医という言葉が出てきたね。

はい。そもそも研修医と指導医という言葉が何を指すのか明確になっていませんでした。そこで概念を明確にするために「修練医」という名称を用い，外科専門医を目指している者と定義しました。そうすると，このRQは「外科専門医」資格保有の有無によって手術成績が異なるかという問題を扱うこととなり，専門医制度の意義の見直し，修練プログラムの改善策などを検討するきっかけになるかもしれません。今後の外科医教育に関する発展的なプロジェクトにできる可能性をもっています。

うん。言葉の概念を明確にすると研究の意義や将来への発展性がみえてくるよね。とても大事な気づきだと思うね。最後に重大な合併症っていうのは，誰がどうやって判定するのか教えてもらえるかい？

はい，調べてみたら，術後合併症の種類や重症度の分類にはいろいろな基準があることがわかりました。有名なものではCTCAE (Common Terminology Criteria for Adverse Events) というものがあり，最初はこれで評価しようかと思いました。ただし，この分類は手術に限らずあらゆる治療の有害事象をカバーしているもので，今回のアウトカムを適切に評価できるのかよくわかりませんでした。また，多施設共同研究なので合併症の微妙な評価は施設によって違いが大きくなる可能性があると思いました。

そのとおりだね。施設によって評価法の差が大きければ重大な情報バイアスになってしまうね。

最初は，術後にクリニカルパス以外の薬剤を使ったり，処置を追加したら合併症ありと判断しようかと思いましたが，薬剤使用の有無では，術後合併症が起きてしまったために「治療目的」に抗菌薬などを使ったのか，それとも合併症は起こっていないが，ハイリスク患者であるために「予防的」に投与したのか，というのは処方医の主観的な部分もありカルテ記載では判定が難しいと思いました。一方で，ドレーンの挿入や気管内挿管など，なんらかの処置を行う必要が生じたようなケースでは，それなりに重大なトラブルがあったと判断できると考えました。そこで，このPECOでは「重大な合併症＝なんらかの処置が必要となった合併症」と定義することにしました。

なるほどね。うん，かなり細かいところまで考えて作ってくれたね。ちょっと意地悪な突っ込みも入れておくけど，それでも微妙な場面はありうると思うね。たとえば，「普段であればドレーンは3日目に抜去するはずなのに，少し排液が濁っているようにみえたので10日間入れておいてその後抜去しました。結果的に何も問題はありませんでした」という場合どうするか。逆に，手術時にドレーンを入れなかった症例に術後にドレナージを行った場合は重症と判定されるのに，手術時にドレーンを入れておいて，合併症発生後もそのドレーンを利用してドレナージを続けた場合は追加の処置がないと判定されて重症にはならない。こういう細かい部分でグレーゾーンは想定されるね。

どうしたらいいでしょう……。

研究の内容に応じて，想定される合併症の定義を決めておく必要があるんだ。今回のように胃癌と大腸癌の手術に限定している場合では，どんな合併症が重要で，見落としてはならないだろうか。

「縫合不全」とか「腹腔内膿瘍」とか「創部の感染」とか……，そういうものが代表的な合併症だと思います。

だったら，そういう合併症については研究計画書を記載する際に，起こりうる微妙なグレーゾーンはあらかじめ分類のルールを決めておく必要があるんだ。縫合不全とひとくちにいっても，なんの症状もなく造影検査をルーチンでやった結果わずかな造影剤の染み出しのようなものがみえただけ，という程度のものもある。ルーチンで造影検査をやらない施設だったら気がつかれなかった可能性さえあるよね。

そうなんですか！　僕の施設ではルーチンで造影をしていなかったからあまり考えもしませんでした。多施設研究っていうのはほかの病院の臨床実態を知るという点でもすごく勉強になりますね。

そのとおり。臨床研究をやることで，自分たちがあたり前だと思っていた日々の業務が実はほかの施設の医者にとっては驚くようなことであることに気づいたりする。これも臨床研究の醍醐味といっていいだろう。特に，こういう多施設研究での合併症データの収集は，病院によって術後管理の方法などが違うから，よく情報をシェアして合併症の定義を決めておかないと施設による情報の偏りが出てしまう。胃癌術後にドレーンを必ず入れる施設が，術後のドレーン排液をルーチンに培養検査やアミラーゼ値測定に提出していれば，どうしても腹腔内感染症や膵液瘻の頻度が多くなってしまう。しかしこれらはドレーンを入れてなかったら発見されなかっただろうし，あまり臨床的な意義がないわけだ。そういう取り扱いをどうするか事前によく吟味しておく必要があるね。

ギラギラ君ががんばって考えてくれたおかげで，当初は「研修医 vs 指導医の手術成績の比較」なんていう実現可能性のなさそうな臨床研究に思えたものが，なんとか実施可能な臨床研究のような気がしてきたように思えませんか？
　教育病院で修練医に執刀を「させる基準」や「させた結果」というのは誰もが興味のある RQ ですよね．でも，あまりこのような研究発表はみかけません．いろいろな事情があってできないのでしょうけれど，こういう研究こそ世の中の役に立つ臨床研究ではないでしょうか．まだギラギラ君は PECO を作っただけで，この研究を本当に実施するのはもっと大変な試練が待ち受けていることでしょう．しかし，おもしろい研究というのはそれなりに手間のかかるものなのです．ギラギラ君にはさらに勉強を進めてもらい，ぜひともこの研究を完成させてもらいたいものですね．

column ④ 術後合併症の評価法について

　有害事象を評価する基準として Common Terminology Criteria for Adverse Events (CTCAE) の分類が有名です．この用語集の構成は，器官別大分類 (SOC；system organ class) によってまず 26 のカテゴリーに分類され，詳細な有害事象 (AE；adverse event) の用語と，その重症度 (Grade) が示されています．ただし，外科手術に特化した術後合併症の評価としては，CTCAE はやや使いにくいです．当然のことながら術後合併症は手術手技によって内容が異なります．特定の術式でよくある合併症が，CTCAE の用語分類ではあてはまりにくいことがあります．消化器外科の領域では，2004 年に提案された Clavien-Dindo 分類がしばしば用いられています．この分類では，合併症の重症度を Grade 1 から 5 まで大まかに以下のように定義しています．

Grade 1 ：何も治療しないで改善した合併症
Grade 2 ：抗菌薬，利尿薬，制吐薬など一般的な薬物療法のみで改善した合併症
Grade 3a：ドレーン挿入や，体腔内の膿瘍ドレナージ，血管造影によるコイル止血などの処置を要した合併症
Grade 3b：全身麻酔での処置，再手術を要する合併症
Grade 4 ：集中治療室での管理が必要な重篤な合併症
Grade 5 ：死亡

この分類はカルテ調査でデータを収集しやすいという利点がありますが，少し注意する必要もあります。本文中でギラギラ君が指摘したように，術後に「抗菌薬を使ったかどうか」は調べればすぐわかるのですが，それが必ずしも合併症の発生を意味していないのです。ハイリスク患者に予防投与することもあるでしょう。そして，Grade 3a についてはオーベン外科医が指摘したように，初めからドレーンを入れている主治医と入れない主治医，抜去のタイミングが早い施設と遅い施設など，医師や施設間の振れ幅が大きいと，結果に偏りが生じてしまうことが懸念されます。入院した施設によって生じるバイアスを「入院バイアス」ということがありますが，多施設共同研究の場合はこのあたりの情報共有をしっかり行う必要があるでしょう。

● 縮小手術や低侵襲治療を評価する研究

先ほどは，研修医に手術をやらせる基準が厳格な病院のデータは統計学的な交絡調整が不可能であると述べました。実は「術式の適応と選択」に関しても同様のことがいえます。皮肉なものですが，「ガイドラインに準拠した治療を行っている，きちんとしたお医者さん」の診療データほど交絡は強調されてしまうのです。別の RQ を題材に，もう少し考えていきましょう。

外科領域の治療を研究する際に最もポピュラーな RQ の1つとして，「拡大手術」と「縮小手術」の比較というものがあります。特に，悪性腫瘍を相手にしている診療科では，「大きく切除すれば治りはよい」という信念と「小さく切除すれば QOL がよい」という信念が互いにぶつかり合いながら適切な切除範囲を模索していることが多いでしょう。また良性疾患を相手にする場合でも，内視鏡手術のような低侵襲治療と従来法を比較するような，「手術アプローチ」をテーマにした臨床研究は非常に多いのです。

今度は婦人科領域の「子宮筋腫の手術アプローチ」に関する RQ を題材に考えてみましょう。子宮筋腫の手術のアプローチ方法には「子宮鏡」「腹腔鏡」「開腹」などがありますが，このなかで最も低侵襲な「子宮鏡下手術」の有用性について検討したいとします。

この研究の仮説は「子宮鏡下手術は，開腹・腹腔鏡手術と比較して術後合併症，および術後の症状が軽度である」とします。PECO は以下のようになりますね。

P：B 病院で手術適応のある子宮筋腫の患者

E：子宮鏡下手術を実施

C：腹腔鏡または開腹手術を実施

O：術後合併症，術後症状

2014年版のガイドラインの記載では子宮鏡下手術の適応は，「子宮筋腫径30 mm以下，かつ子宮内腔への突出度50％以上を対象にするが，術者の技量によっては適応拡大も考慮される」と書かれています。このB病院の婦人科部長先生は非常にまじめで，子宮鏡下手術の適応拡大には慎重です。超音波検査を必ず自分で行い，「径30 mm以下かつ突出度50％以上」という基準を厳密に遵守して手術を行っているので，少しでも30 mmを超える，または突出度50％未満の症例はすべて開腹または腹腔鏡下手術を施行しています。こうなると，筋腫の大きさや，突出度は調整不能な交絡となってしまいます。もともと小さな腫瘍のほうが手術は簡単で，術後合併症や愁訴が少ないことが予測されますので「子宮鏡下手術は合併症が少なく有益な術式である」という仮説を，この病院のデータで評価することはできません。

逆に，そこまで画像所見を詳しくみないで全体的な雰囲気で「これは子宮鏡でイケるっしょ！」と手術適応を決めてしまう，よくいえば剛毅な（悪くいえばいいかげんな）部長先生がいるC病院では，ときには径40 mmの子宮筋腫を子宮鏡下手術で切除していたり，逆に径が25 mmなのに開腹手術が行われていたりします。しかしこうなると，期せずして比較の妥当性が向上してしまうのです。腫瘍径を交絡因子として，ある程度は統計学的調整を試みることができます。結果的に解析モデルが安定していれば仮説評価に耐えうる臨床研究になるかもしれません。

極端な話，さらに人格が崩壊した部長先生が現れて，「俺は手術方法をくじ引きで決める！」といい出したとします。患者にとっては迷惑このうえないことでしょうが，実はこれは自動的にランダム化比較試験をしていることになり，ややこしい交絡因子の調整は自動的に解決されてしまいます（もちろんバイアスの問題は残ります）。

このように，実は観察研究というのは診療科がしっかりと治療方針を定めており，その統制力が強い大学病院や専門病院などでは比較の質が下がってしまうことが多いのです。診療ガイドラインはさまざまな変遷を経てその質は高まりつつあり，治療の均てん化に貢献しているわけですが，ガイドラインを遵守しすぎることのデメリットの1つは，**治療の多様性が失われ，観察研究による**

4　デザインの設計によりバイアスを予防する　95

新たな発見が困難になる可能性があるということがいわれています。

　ただし「研修医 vs 指導医」の例と同様に実際の診療では，主治医の好み，患者の希望，コメディカルの協力体制，施設の設備の問題，時代の流れ，など多彩な因子によって術式は決定されているわけで，**どんなに厳格な部長先生でも，ある程度「判断のゆらぎ」というものが発生しています。**

　さらに外科の場合は特に「直前の結果」が次の治療方針に大きな影響を及ぼすことがあります。「今まではうまくいっていたけど，前回重篤な合併症が発生してしまった。その原因が解明できるまでは，この術式に一時封印しておこう」といった判断は臨床的に至極妥当といえるでしょう。逆に，「だいぶ慣れてきたから次回から少し適応を拡大していこう」という判断もあります。

　子宮鏡下手術の例では，この部長先生もガイドラインが公開された時点から突如，診療方針が変わったとは考えにくく，最初は安全に実施できそうな患者（腫瘍径が 10 mm 以下とか，突出度が 80% 以上とか）だけに限定して少しずつ導入し，徐々に適応を拡大していったと考えるのが普通です。この間に，成功体験を得て，ときには失敗を経験し，それこそ「三歩進んで二歩下がる」といった試行錯誤によって治療方針が確立してくるわけです。

　実はいい方を変えれば，**観察研究の本質とは，このような診療における医師の治療方針の判断基準の曖昧な部分や治療法確立までの試行錯誤によって生じる「診療内容のゆらぎ」を利用して比較の可能性を探求することにある**といっても過言ではありません。この「ゆらぎ」は，1 人の主治医では小さな振れ幅にすぎないかもしれませんが，診療科全体では少し振れ幅が大きくなります。さらに多施設共同研究になると，もっと大きな「ゆらぎ」が生じてきます。単一施設の診療科で観察研究を行うと，同じ疾患に対する治療選択の違いは，「主治医の違い」であったり「治療時期の違い（昔は開腹手術が多く，最近は腹腔鏡手術や子宮鏡下手術が多いなど）」であることが多く，得られた結果は本当に「治療法の差」をみているのか，それとも「主治医（術者）の力量の差」や「時代の差」をみているのかわからなくなります。特に外科領域の臨床研究においては術者の力量の差が手術成績に大きく影響するわけで，比較の質を高めることは容易なことではありません。しかし，ランダム化をしない研究，またはランダム化ができない RQ（研修医 vs 指導医など）においては，バイアスと交絡をどこまで除去できるのか，あなたの臨床研究デザイン力が試されているともいえます。

96 ｜ 第3章　計画編3　調査項目とアウトカムを書く

column 5　多施設共同研究の場合は入院バイアスに注意

　先ほど単施設よりも多施設の観察研究は選択バイアスを緩衝することができると述べましたが，多施設共同研究の場合は「入院バイアス (Berkson バイアスともいう)」に注意が必要です。これは選択バイアスの一種といえますが，施設によって入院患者の背景に差が生じるということです。たとえば，がんセンターのような専門病院の患者は，1つの癌の治療後または治療中に別の癌が発見される，といったケースが多いので「重複癌の症例」や「抗がん剤の使用歴のある患者」など特殊な患者が多くなりがちです。また大学病院や都心の病院の患者は年齢層が少し若いかもしれませんし，有名なブランド病院では社会的ステータスの高い患者が多いことでしょう。このように各施設で患者背景に隔たりが大きいと，データを共有して共同研究を行うときに治療群における患者背景に調整不能な偏りが生じる可能性があります。もちろん重複癌や年齢などはあらかじめ交絡因子として調査項目に含めて調整することもできそうですが，施設別の患者背景には社会的ステータスや保険の種類，病院までの通院時間など系統誤差（偶然に発生する誤差ではなく，一定のルールに従って系統的に発生してしまう誤差）が生じていることは明白であり，RQによってはこのようなバイアスが問題になることがあります。

column 6　自己決定バイアス

　QOL調査などの"ソフトアウトカム"（102頁〜で詳述）を使用する研究では，自己選択バイアスを忘れてはいけません。QOL調査票などの回答を拒否する人，いいかげんに記入してしまう人などは一定数存在します。アウトカムの程度や曝露の種類によって，この割合が変化する場合があります。たとえば，治療がうまくいっている人ほど調査票に回答する傾向，逆に症状が重い人，治療に効果があまりない人ほど回答を拒否する（または逆に好んで回答したがる）傾向などが生じる可能性があります。主治医との人間関係がアンケート結果に影響を与える可能性も大です。特殊な介入を受けた患者さんはアンケートへの回答率が高まるといったこともありえ

ます。

　余談ですが，これに関連して，「主治医に気を使ってよい顔をしてしまう効果」というものがあります。せっかく主治医の先生が一生懸命やってくださっているのに症状がよくならない，申し訳ない，といった感情から，主治医に気を使って「症状はよくなっている」かのような回答をしてしまうことです。これを「ホーソン効果」といい重要なバイアスになります。主治医には個人の調査票の回答や結果を伝えない，ということを患者さんにきちんと伝える必要があります。

　少し復習になりますが，ここまで読み進めてきて第1章で解説したPECOの"P"，対象者の設計についても，ヒントをつかむことができたでしょうか？ 結果を診療に役立てるためには可能な限り「多様性のあるPをたくさん集めてくる」ことが重要です。子宮鏡下手術を積極的に取り入れて，徐々に症例数を伸ばしていった施設がほかにあるか，その時期はいつごろか，といった観点から共同研究者を募って調査協力施設を増やすことが必要になるかもしれません。

5　エンドポイントの記載

　研究計画書の書式には，調査項目の記載とは別に「エンドポイントの設定」を求められるものが多いです。エンドポイントとはアウトカムを測定するときの具体的な変数名・項目名を指します。たとえば，アウトカムとして長期予後や長期成績などと設定し，エンドポイントは具体的な変数として5年生存率や3年無再発生存率などと記載することが多いです。調査項目の記載のところで，すでにアウトカムを列挙しているはずですので，エンドポイントの記載は重複する内容になります。

　まず，あなたの臨床研究にとって最も重要なエンドポイントを"プライマリエンドポイント (primary endpoint)"（1次エンドポイントまたは主要エンドポイント）とし，これは1つだけに設定します（系統的レビューやメタアナリシスでは2つ設定することもあります）。それ以外は"副次エンドポイント (secondary endpoint)"とし，これは残りのエンドポイントすべてが該当します。

ランダム化比較試験のような前向き試験においてプライマリエンドポイントを設定する理由は，「群間の優劣をはっきりさせる」ことが目的です。「術式 A は術式 B より有効である」ということを決定するためには「何をもって有効とするか」というルール設定が必要になります。そのルール設定が曖昧だと，いつまでたっても結論を出すことができません。たとえば，野球のペナントレースを考えてみてください。絶対的な定義として，全 143 試合の総当たり戦の勝率が最も高いチームを優勝とする（2017 年の場合）ということが初めから決まっているからゲームが成り立つわけです。50 試合ほど終わった段階で，「今年はもう現時点の勝率で優勝チームを決めてしまおう」などといい出したらどうでしょう。思わず，「おいおい勝ち逃げかよ」といいたくなるでしょう。また全試合が終わったあとで，「今年はヒット数が一番多いチームを優勝にすべきだ」などとルールを変更しようとする人がいたらどうでしょうか。誰も納得しませんよね。ルールは試合を始める前に，最初に決めておかなければ意味がありませんし，途中で変更するのはアンフェアなのです。だから研究計画の段階で，何をもって有効性を判断するのかを明言しておく必要があります。

● なぜ後ろ向き研究でエンドポイントを記載するのか

たまに，「後ろ向き研究でもプライマリエンドポイントを指定しておく必要があるのですか？」という質問を受けることがあります。結論からいうと，イエスです。一番重要なエンドポイントを設定しておくべきだと思います。

たとえばこんなスポーツ記事があったとします。「ジャイアンツはタイガースよりも強い。なぜなら，201X 年 5 月から 201Y 年 8 月に行われた直接対決50 試合を調査したところ，統計学的に有意にジャイアンツのホームラン数が多かったからである」。

あなたがタイガースファンでなかったとしても，「おいおい，記者が都合のよいところだけ切りとってきて評価したんじゃないか？」と感じますよね。「なぜホームラン数で優劣を論じるのだろう？ もしかしてゲームの勝率はジャイアンツが負けているから，ホームラン数で比較しているんじゃないだろうか？」と疑いたくなりますよね。しかし，多くの医学系学会ではこのような論法がまかり通っているのが現状ではないでしょうか。「過去 3 年間，当教室で治療した○○病の 50 例において，術式 A は術式 B と比較して術後在院日数が有意に短かった。術式 A は有用な術式であると考えられた」などという学会抄録は，例を挙げれば枚挙に暇がありません。研究のデザインがどうであろう

と，あなたの仮説の検証力を高めるためには，プライマリエンドポイントを事前に設定しその1点において優劣を語る，という姿勢をみせることが必要なのです。そして，そのプライマリエンドポイントには，優劣を決定するに足る重要なアウトカムが選択される必要があります。多くの臨床医に納得して受け入れてもらえるようなアウトカムを設計する努力を惜しんではなりません。

真のエンドポイントと代替エンドポイント

いろいろなRQについてPECOの組み立てを考えているうちに，アウトカムの設計によって導かれる結論や研究の印象が大きく変わってしまうことに気がつくと思います。たとえば第1章でシワシワ君が作成した大腿骨骨折に対する手術を評価するPECOの例では「受傷後3か月の時点におけるFIM（機能的自立度評価表）スコア」というアウトカムを設定していました。しかし，なぜ"受傷後3か月"の時点なのでしょうか？ そしてなぜ"FIMスコア"を用いるのでしょうか。たとえば「受傷1か月後の股関節痛の程度」や「受傷6か月後の1分間の歩行距離」で優劣を競うのはどうでしょうか？

ここで重要になるのは，やはり"あなたが何に興味をもってこの研究を始めたのか"に立ち戻ってみることです。シワシワ君が興味をもっていたのは受傷前から歩行が困難であった高齢者ということでした。となると，術後も歩行できない患者が多く存在することが想定されますので，歩行距離やADLで評価するよりも，純粋に「痛みの程度」に焦点をあてたアウトカム設定のほうがよいかもしれません。もし，仕事をもつ壮年者や若年者を対象に臨床研究を設計するのであれば，単に疼痛を評価するよりも職場復帰の状況や日常生活の質（QOL）を調査したほうが有意義な結果が得られるかもしれません。

ここで知っておくべき用語として，「代替（surrogate）エンドポイント」と「真の（true）エンドポイント」の2つがあります。真のエンドポイントとは，研究者や患者さんが本当に知りたいエンドポイントであり，代替エンドポイントは真のエンドポイントが直接計測できない（または，しにくい）ときに，代わりに測定されるエンドポイントのことです。

よくある例としては，新しい脂質異常症の薬剤を評価したいというRQについて，アウトカムを心血管系のイベントにしたいと考えたとします。新しい薬剤が従来品と比較して心血管系のイベントを抑制できたとしたら，これはすごいことです。多くの患者さんに喜ばれることでしょう。これが"真"のエンド

ポイントであることは間違いないのですが，しかし実際には，イベント発生を待っていると何年もかかるため，大規模な臨床試験を行ってもすぐに結論は出せません。そこでとりあえず，血中のコレステロール値を“代替”エンドポイントとして，薬剤の効果を評価するわけです。血中のコレステロール値が下がってくれれば，おそらくは心血管系のイベント発生も抑制されるだろうという過去の知見によって，この研究は成り立つのですが，しかし血中のコレステロールの濃度は多少高くても自覚症状はなく，患者さんにはメリットがわかりにくいものです。数値が下がってもいったん形成されてしまった動脈硬化が改善するわけではないので，もしかしたらイベント発生は抑制できないかもしれません。数値が下がるだけで結局イベントが抑制できないのであればこの薬は薬理作用としては有効かもしれないが，臨床的にあまり役に立っていないと判断せざるをえません。抗がん剤でたとえれば，生存率が真のエンドポイント，腫瘍縮小効果が代替エンドポイントになります。腫瘍がいくら小さくなっても，生存期間が延長されなければあまり臨床的な意味があるとはいえませんよね。

● エンドポイントの真贋を見極める

　では，あなたの作成した PECO について，いったいどのように真のエンドポイントを設定し，データをとればよいのでしょうか。これは一筋縄にいくような簡単な問題ではありません。アウトカムの設定や解析に焦点をあてた「アウトカムリサーチ」という分野があります。誰もが納得する意義のあるアウトカムを設定することは非常に難しく，それだけで膨大な研究があるのです。この点についてはあとでもう少し詳しく掘り下げていきたいと思いますが，ここでは簡単に1つだけアウトカム設計のヒントとして「エンドポイントの真贋当てクイズ」のやり方をお教えします。

　クイズの内容はただ1つです。「その臨床研究において，設定したアウトカム“だけ”が有利な結果となった場合，あなたはその治療を受けますか？」という質問を他人にしてみることです。

　たとえば，

P：心臓弁膜症の手術を受ける患者
E：ロボット手術
C：従来の開胸手術
O：皮膚切開の長さ

5　エンドポイントの記載 | 101

という PECO を作ったとします。このアウトカムが「真の」アウトカムであるか，「代替」アウトカムであるかを判定するために，以下の質問をあなたの同僚にしてみましょう。

　「心臓弁膜症のロボット手術は従来の開胸手術と比べて，その手術成績にはほとんど差がないんだけれど，唯一皮膚の傷の長さだけが違うんだよね。それ以外の合併症や痛み，手術の成功率や入院期間は全く同じなんだ。それでも君はロボット手術を受けたいと思う？」

　そうすると，「ロボット手術ってコストのかかる割にはあまりメリットがないな」と感じる人も多いのではないでしょうか？　これは極端な例ではありますが，研究者が「測定が楽」だからとか，「結果が絶対にロボット群で有利になる」からなどという研究者目線の理由でアウトカムを設計してしまうと，いくら結果に「有意差が出た！」と息巻いてみても結果が外科医の診療行動を変化させることは難しいでしょうし，患者の利益にもつながらないといわざるをえません。

　もし，Oに「術後在院死の割合」を入れてみたらどうでしょうか。どちらの手術も実施できる施設ならば，結果がよいほうの術式へと外科医の行動を変えることになるでしょう。このクイズに，合併症，QOL，コスト，手術時間，外科医のストレスなどなど，思いつくアウトカムをいろいろとあてはめてみて，どのアウトカムが外科医の行動を変える可能性があるか，そして患者の利益に供するかということを追究してみましょう。これが「アウトカムの真贋」を判断する簡便な方法です。

測定できるアウトカムと測定しにくいアウトカム

　もう1つ付け加えると，外科領域の臨床研究では形成外科に限らずとも最近の鏡視下手術や低侵襲治療などのアウトカムとして手術瘢痕の整容性を評価する機会も多くなりました。単純に「切開線の長さ」というのは測定しやすく便利なアウトカムかもしれませんが，それ以外に創の数，場所，色調の変化，皮膚の突っ張り感や瘙痒感，などなどいろいろなアウトカムが考えられます。長さや数，場所などは誰が記録しても大差はないと思いますが，色調や知覚の評価はどうやって評価したらよいのでしょうか。患者さんにアンケートで調査すればよいのでしょうか。

創の長さや数など客観的数値として記録できるものを「ハードアウトカム」といい，色調や皮膚の感覚のような主観的なものを「ソフトアウトカム」といいます。具体的には以下のような例が挙げられます。

- ・ハードアウトカムの例：在院日数，手術時間，合併症の発生件数や割合，術後 CRP 値，コスト，鎮痛薬の使用回数など……
- ・ソフトアウトカムの例：患者 QOL，術後の症状（疼痛など），日常生活の負担，家族の負担，社会復帰の状況

ハードアウトカムは「測定するのが楽だから」または「客観的で解析しやすいから」といった理由から外科医にとって使用しやすく，論文も書きやすいのですが，どうしても医療者目線の議論になりがちです。前述の「真贋当てクイズ」を追究すると，患者さんが治療を選択する際に多くのソフトアウトカムが「真の」アウトカムになりうるということに気がつくはずです。代表的なソフトアウトカムには患者報告型アウトカム（PRO）と呼ばれるものがあり，これは患者さんに質問紙を配り，その回答をスコア化したものです。当然，ハードアウトカムよりも結果のばらつき，誤差が大きくなる，欠測値が多くなるなどの理由で統計解析が脆弱になりやすいのです。データのとり方にも注意が必要なので，初めてやる場合には経験者に相談してみることをお勧めします。なお，私はこれまで複数の研究において合計 1,000 名以上の対象者に質問票を配布して調査を実施した経験がありますが，それでもなお質問紙の回収状況，解析の質に関しては蓋を開けてみないとわからないことばかりです。毎回ソフトアウトカムを用いる研究は肝を冷やす思いで実施しています。

ソフトアウトカムの利用は，それぞれの領域でアウトカムの研究がどこまで進んでいるかということに依存します。診療科によっては，あまり利用できる計測尺度がないという現実的な問題があります。その場合は，まず自分で妥当性のあるアウトカムを作るところから始めなければならないこともあり，それをアウトカム研究といいます。アウトカム自体を研究することは臨床研究のルールを設計することといってもよく，これは医学的のみならず社会的または文化的要素も関連する重要なテーマです。ひとくちに QOL といっても，何をもって quality が高いとするかは社会的，文化的背景に影響を受けるということです。

外科領域では QOL だけでなく，術後の"後遺症状"や"機能回復"を評価することの重要性が強く認識されつつあり，ソフトアウトカムの測定精度に関す

る研究は今後ますます重要になってくると思われます。機会をみつけて「外科領域のアウトカム研究」についても考えていきたいと思います。

column 7 海外データとの比較から考えるバイアスと交絡

　消化器外科の領域では，わが国と米国では診療内容に大きな違いがあることはよく知られています。日本人は自分たちの診療成績が優れていると主張しますが，米国人はあまり評価してくれません。いろいろな論点があるのですが，1つに病理学的なステージ診断の大きな差があります。わが国では手術後に切除標本から外科医がリンパ節を細かく摘出し検査に提出する，「イモ掘り」と呼ばれる作業にいそしむ姿をしばしばみかけることでしょう。また原発巣の割面の入れ方もかなり細かく，施設によっては胃や食道の標本は非癌部も含めて全体を顕微鏡で観察することもあります。米国では手術の方法も異なり，がんセンターや大学病院などの専門施設でもリンパ節を原発巣と一括で (en-bloc に) 切除するということはあまり意識されていません。原発臓器を摘出したあとに，リンパ節を領域ごとに摘出しホルマリンの瓶にそのまま入れて検査にまわされます。結果，わが国では胃全摘を行うとリンパ節の摘出個数は平均で 70 個前後にも及びますが，米国では 20～30 個もあれば多いほうです。実際に摘出された個数にはそこまでの大差はないのでしょうが，細かく調べたほうが転移陽性のリンパ節を発見する可能性が高くなり，それだけステージは高くなります。同じ進行度の症例を手術しても，わが国ではステージⅢと診断され，米国ではステージⅠとなってしまう，などということがしばしば起こりえます。結果として同じステージ同士で比較すれば，当然わが国の成績がよくなるというわけです。これは stage migration と呼ばれる現象で，程度の差こそあれ日本国内でもある程度生じている現象です。病院の治療成績を向上させる手っ取り早い方法の1つは，「イモ掘り」を熱心にやることなのです。

　さて，この日米間の病理検査法の違いは当然ながら大きなバイアスになります。国内の施設間のわずかな差であれば交絡因子として統計学的に調整できる範疇かもしれませんが，米国との違いはあまりに大きすぎます。大げさにいえば，「単純X線撮影」と「CT検査」ほどの差があるといってもよいかもしれません。ここまでの大きな検査法の差を容認してしまうと，（統計学の専門家がいくらがんばってくださったとしても）残念ながら比較することの臨床的な意義は少なくなるものと思われます。このような場合は，統計学に頼るのではなく，臨床研究の「デザイン」でコントロー

ルを試みるべきなのです。たとえば，術後の病理診断で比較するのではなく，治療前の臨床診断で比較するという手段があります。術前のステージングに用いられるCT検査装置にはそこまで大きな差はないでしょう。また読影の精度に関しても，病理診断ほどの差は乏しいですし，研究にあたって治療前の画像をもう一度評価し直すことは，すでに切除検体が切り出されてしまっている病理検査をやり直すことよりはずっと簡単です。あえて差が大きい検査を無理に調整するのではなく，より差が小さい検査法が何かを考えてデザインを組み直すことで（それでも，一定の差はありますが），比較の妥当性を高めることが可能です。このような判断は臨床医の視点がなければとても判断ができないので，統計学の先生に頼むのではなく，外科医が臨床研究デザイン論をしっかり学び考える必要があるということです。

ここまでのまとめ

(1) 調査項目には「エンドポイント」と「潜在的交絡因子」をすべて設定する必要がある。
(2) エンドポイントのなかで最も重要なものを「プライマリエンドポイント」とし，1つだけ設定する。残りは「副次エンドポイント」とする。
(3) エンドポイントの真贋チェックを行うこと。
(4) 潜在的交絡因子は，曝露要因（E）とアウトカム（O）の両方に影響を与える可能性があるものをすべて抽出することが望ましい。
(5) 研究理論を実務に落とし込む際に生じる隙間に入り込むのが「バイアス」。対象やアウトカムの設計を実務的観点から妥協しすぎると，バイアスが入り込んで臨床的に役立たない研究に成り下がる。
(6) 観察研究において，どのようにバイアスと交絡を排除するかが研究者の腕の見せ所である。

6　例数（サンプルサイズ）設計とその根拠を書く

　研究計画書には，「あなたの研究にはどのくらいの対象者が必要なのか」を書く必要があります。それを例数（サンプルサイズ）設計といいます。研究計

画書においては，「例数設計とその根拠」という項目があります。

これまで，過去起点型の研究であっても「① RQ の仮説を立てる」「② プライマリエンドポイントを明確にする」ことで科学的検証力を高めることが重要であるということを学んできました。最後の仕上げとして，「③ サンプルサイズを設計する」について知っておく必要があります。

あなたの仮説検証に必要なサンプルサイズはいったいどのくらいなのか？ この見積もりを出すためには複雑な計算が必要で，がんばれば紙と鉛筆でできないこともありませんが，通常は統計ソフトを使用して算出します。また，統計ソフトがなくても，現在たくさんの web サイトが，簡単にサンプルサイズを計算するプログラムを無償で提供してくれています。"sample size estimation"または"sample size calculation"などをキーワードに Google 検索するとたくさんの web サイトがヒットしますので，いろいろな数値を入れてみて雰囲気をつかんでみるとよいと思います。

サンプルサイズ計算の原則

まず下記の2つの大原則を押さえておきましょう。

原則1　"群間"の小さな差を検出するためには，たくさんのサンプル数が必要（逆に大きな差が見込まれるのであれば，サンプル数は少なくてよい）

原則2　"群内"のアウトカムのばらつきが大きいとたくさんのサンプル数が必要（逆にばらつきが小さいほど，サンプルサイズは少なくてよい）

なんとなく直感的にこの原則は理解できると思います。たとえば5セットのバレーボールの試合で，3セット先取してしまえば，その時点で試合は終了です。チームの強さに大きな差があれば，試合数（サンプル数）は少なくて済みます。野球のペナントレースでも，極端に強いチームが存在すると，かなり早い段階（少ない試合数）で優勝が決定してしまいますが，上位チームの実力が拮抗していると最後まで結果がわかりません。ここでいう，「チームの強さ」とは，「治療（介入）の効果の大きさ」を意味します。

また，競技種目によっては勝敗の偶然性が高いものもあり，いわゆるビギナーズラックのように実力とは正反対の結果が出てしまうことがありえます。結果のばらつきが少ないということは，このような偶然の勝利や敗北が少ないということですから，やはり少ない試合数で勝敗が決定しやすいことになりま

106 ｜ 第3章　計画編3　調査項目とアウトカムを書く

すね。動物実験で同じ遺伝子のマウスを使用すれば，実験結果のばらつきはヒトよりもかなり少なく抑えることができるので，ヒトを対象とした臨床研究よりも少ないサンプル数で結論が出しやすいというのは，このような統計学的な事情によるものです。

つまり，サンプルサイズ計算に必要な情報は，

・介入の効果の大きさ（の見積もり）
・効果のばらつき（標準偏差）
・有意水準と検出力

ということになります。

「あれ？"介入の効果"って，それを調べるために臨床研究をやるのに，効果の大きさがわからないと研究ができないというのは本末転倒だ」とお考えになった方もいるでしょう。そのとおりです。効果の大きさがわからないから，「とりあえず手元にある症例数で結果を出してみた」という研究もあります。このような「探索的な研究」をするときにはサンプルサイズなど考える必要はないのです。しかし本書の目的は，いかにして探索的研究から仮説検証型の研究にデザインを磨きあげ，研究成果の科学的説得力を高めるかということにあります。「効果がまったくわからないのでとりあえず調べてみました」ではなく，「これだけの効果があるはずなので検証してみた」というデザインで論じる姿勢を忘れてはなりません。

介入の効果は，事前に下調べをしておく必要があります。文献的に過去の研究から調べてもよいですし，可能ならば予備調査としてカルテから少数のデータをいくつか抜き出して調べてみるということでもよいでしょう。

第一種過誤（Type Ⅰ エラー）と第二種過誤（Type Ⅱ エラー）

本来は差がないはずなのに，差があると判定してしまうことを第一種過誤（αエラーまたは Type Ⅰ エラー）と呼びます。有意水準とは，検定結果が有意であると判定する p 値の閾値のことであり，これを α レベルと呼びます。医学の世界では α レベルは通常 0.05 未満に設定していることはよくご存じでしょう。α レベルを 0.08 とか 0.10 に上げてしまえば，今まで"有意差なし"と判定していたものがどんどん"有意差あり"になってしまい，第一種過誤のリスクが高くなります。つまり，α レベル 0.05 ということの意味は 5% 未満の第

一種過誤を許容するという意味になります。

そして本来は差があるはずなのに差がないと判定してしまう可能性のことを第二種過誤（β エラーまたは Type II エラー）と呼びます。この第二種過誤確率を 20％まで許容することを統計学的検出力 80％とします。つまり，$1-\beta=$ 統計学的検出力というわけです。

● 片側検定・両側検定

α レベルを 0.05 と設定することが生命科学における慣習となっていますが，検定する仮説によって，片側検定を行うのか，両側検定を行うのかを決定しなければなりません。

たとえば「新しく発売されたエネルギーデバイス（X）は従来のデバイス（Y）と比較して組織を切開するまでに要する時間が短いので，手術時間が短縮できる」という仮説に基づき，データを収集して検定をする場合を考えます。

ここで，統計ソフトなどの表記にも慣れていただくため，少しだけ簡単な数式を使います。

帰無仮説を"H_0"と表記し，対立仮説を"H_1"と表記します。

X と Y を用いた場合の手術時間の平均値をそれぞれ T_X，T_Y とし，その差を μ と表記します。すなわち，$\mu=T_X-T_Y$ となります。

ここで検定される帰無仮説は「X は手術時間を短縮しない」となりますので，

・H_0：$\mu=0$（手術時間の差が 0）

と表記できます。

対立仮説には，以下の 3 つのパターンが想定されます。

・H_{1A}：$\mu<0$（X は手術時間を短縮する）
・H_{1B}：$\mu\neq0$〔X は手術時間に影響する（短縮するか延長するはわからない）〕
・H_{1C}：$\mu>0$（X は手術時間を延長する）

どの対立仮説が RQ に合致しているかは，研究者自身が決めることなのです。つまり，あなたが「新しい X が有利に決まっているのだから，X がどのくらい手術時間を短くするのかという点だけを知ることができればよい」と考えるのであれば，対立仮説は H_{1A} を採用し，この場合は Y の優越性に興味はないので，「片側検定」を行うことになります。

もし，あなたの臨床的な勘が，「X は理論上 Y よりも手術時間を短縮する可

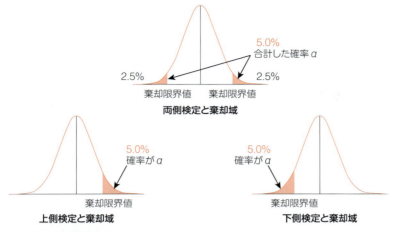

図 3-2 検定方法と棄却域

能性はあるかもしれないが、もしかするとデバイスの操作性は X のほうが悪いので、結局は Y よりも手術時間がかかってしまうかもしれない」と感じているのであれば、対立仮説は H_{1B} を採用すべきです。この場合は両者の優越性は「不明」なので、X と Y どちらが有利なのか両方の結果に興味があることとなり、「両側検定」が必要です。やっぱり従来のデバイス Y が有利だということに興味の主眼があれば H_{1C} が対立仮説となり、この場合も「片側検定」が採用されることとなります。

図 3-2 のとおり、両側検定と片側検定を比較すると、片側検定のほうが棄却域は大きくなり、帰無仮説が棄却されやすくなります。両側検定の α レベルを 0.05 に設定した場合、片側検定では α レベルを 0.1 に設定したことと同じ条件になります。

こうなると、なんでもかんでも片側検定で結果を出したくなりますが、有意差を恣意的に出す目的で片側検定を採用してはなりません。どちらの検定を採用するかはそれぞれの RQ によって決まることであり、厳密な取り決めはありません。研究計画書には、研究者の興味がどの介入の効果に重きを置いているのか、それともまったく予測がつかないで研究をするのかという前提を明記したうえで仮説を立て、検定法を選択することが大切です。

では具体的な臨床研究を例にとってサンプルサイズの設計を考えてみましょう。

● 脳動脈瘤に対するコイル塞栓術 vs フローダイバータ

　脳動脈瘤に対する開頭手術（クリッピング）と，血管内治療（コイル塞栓術）の比較は1990年代後半から現在に至るまで議論の尽きないテーマです。これは外科領域の臨床研究がいかに特殊で難しいかということを考えるうえで代表的なトピックといってもよいでしょう。

　その理由は主として，第一に脳動脈瘤は，病変の位置，大きさ，形状といった"瘤の特徴"，未破裂か，破裂かといった"緊急性"によって治療の難易度が大きく異なること，第二に開頭手術と血管内治療の手技の内容がまったく異なること，第三に欧米とわが国で，病態と診療実態が大きく異なること，そして第四に治療デバイスの発展が目覚ましいことが挙げられます。

　簡単にいえば，病変の位置としては中大脳動脈などの前方循環系の手術であれば定型的な側頭部からの開頭術が確立しているのでクリッピングがやりやすく，椎骨・脳底動脈などの後方循環系では手術による直接のアプローチは非常に難しくなり，コイル塞栓術のほうが圧倒的に有利です。また瘤のネックの部分が広いとコイル塞栓術はやりにくいですし，サイズは大きいほどどちらの治療も難易度は高くなり，再開通や再破裂のリスクが上がります。当然ながら未破裂瘤よりも破裂に対する緊急手術のほうが難易度は高いでしょう。

　開頭手術とコイル塞栓術では手技的な内容がまったく異なる点も悩みの種です。手技の違いが大きければ当然技術の習得にもばらつきが出てきます。一般論としては開頭手術のほうが技術の習得に時間がかかり，またテクニックの差が出やすい治療といえます。一通りの開頭手術を身につけるまでには少なくとも5～6年のトレーニングは必要ではないでしょうか。コイル塞栓術ももちろん難易度の高い治療だと思われますが，一通りの修練期間はその半分の2～3年程度ではないかといわれています。

　そして日本人は欧米人と比較して小さいサイズの瘤でも比較的破裂しやすいというコホート研究の結果が示されています。わが国ではコイル塞栓術も脳神経外科医が主体となって行いますが，欧米では血管内治療専門の放射線科医が行うことが多いようです。また総数として欧米ではコイル塞栓術が圧倒的に多く，わが国では開頭手術の割合が比較的多い，などといった診療実態の差異も大きなものがあり，一概に欧米のエビデンスをそのままあてはめることに抵抗を感じる臨床医も多いようです。

　さらに最近ではコイル塞栓術のデバイスや技術も発達が目覚ましく，ネック

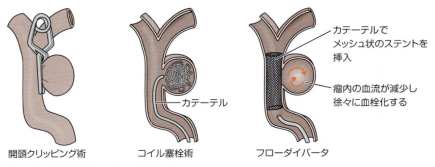

図 3-3　脳動脈瘤に対する治療法

の広い形状の瘤でも血管内にステント留置を併用するようなステント支援コイル塞栓術や，巨大な動脈瘤に対する新規デバイスとしてフローダイバータなども注目を集めています（図 3-3）。

　このような複雑な要因が絡み合い，「開頭クリッピング術とコイル塞栓術，どちらがよいか」といった極めてシンプルな臨床疑問でも，いざ臨床研究を行おうとすると非常にデザイン設計に頭を悩ませることとなります。しかし逆説的な物言いになりますが，このような検討すべき要素がたくさんあるテーマこそ，臨床研究の宝庫であるともいえます。臨床研究の方法論をしっかりと学び，分析力を身につけることで有益な情報を発信できる余地が大きいのです。

　さてここでは，脳動脈瘤に対する新規デバイス「フローダイバータ」について臨床研究を計画し，必要なサンプルサイズを計算してみることとします。RQ は以下のとおりです。

【RQ】
「新規デバイスであるフローダイバータは巨大脳動脈瘤に対して有効か」

　まず予備知識ですが，前述のとおり，脳動脈瘤は大きさ，部位，形状によって治療法の選択や，難易度に大きな差があるのですが，特に手術の難易度が高いのは巨大な動脈瘤です。最大瘤径が 10 mm を超える大型の脳動脈瘤は，年間破裂率が 20％とも 30％ともいわれ，いったん破裂すれば致命的となる病態です。瘤径が大きくなるほど手術の難易度は高くなり，巨大な動脈瘤手術は脳神経外科領域でも最高峰の手術といって過言ではないでしょう。

　直達手術は難しい，かといってコイル塞栓術でも脳動脈瘤の体積が大きいと内部へ流入する血液を十分に遮断できず再治療が必要になることも多いです

し，複数回の治療を行っても十分な破裂予防効果が得られないこともあります．動脈瘤の圧迫症状がある場合にはコイル塞栓では動脈瘤の退縮が得られないため症状の改善に寄与しない可能性もあり，悩みは尽きません．ひとくちにコイル塞栓術にもいろいろなテクニックがあり，1つは「ステント支援（ステントアシスト）」といわれるものです．これは動脈瘤のネックが広くコイルがうまく詰められない場合でも，ステント留置を併用することでコイルの逸脱を防ぎ，塞栓の成功率を高める方法です．ステントだけでなくバルーンカテーテルを併用してコイル塞栓を可能にする方法も行われています．ただしステント留置を行うと付近の分枝血管をも閉塞させてしまうおそれがあります．そのほかには動脈瘤の母血管をコイルで閉塞させてしまう方法もあります．当然，その先の血流も途絶えてしまうので重大な後遺症を生じる可能性があります．そこでバルーンなどを用いて一時的な閉塞テストを行い，側副路からの血流が不十分であればバイパス手術を施すなどの対処も必要になります．

　このように治療の難易度が高い大型の脳動脈瘤に対して，わが国ではフローダイバータが2015年10月から臨床導入され，その治療成績に期待が寄せられています．フローダイバータは，動脈瘤のネック部に"メッシュ状"のステントを留置することで母血管の血流を温存しながら脳動脈瘤内への血液の流入を徐々に遮断していき，脳動脈瘤内部の血栓形成を促進するというデバイスです．"メッシュ状"のステントという点がキモでして，動脈瘤の近くで分枝する血管への血流は確保しつつ，瘤内では血流がうっ滞することで血栓化が進むということです．最終的には脳動脈瘤のネック部を覆うメッシュには周囲から血管内皮細胞が新生・増殖し，完全に瘤内への血流は遮断され，破裂を予防するという仕組みになっています．

　フローダイバータは新規の治療法であり，その安全性についてはまだ確立しているとはいえない状況ですが，もともとリスクの高い治療困難な動脈瘤を相手にしているので，その評価は慎重に行われるべきでしょう．このデバイスの有効性を評価するための臨床研究をPECOにすると以下のとおりになります．

P：10 mm以上の巨大脳動脈瘤
E：フローダイバータによる治療
C：コイル塞栓（ステント支援，母血管閉塞＋バイパスを含む）
O：？

　デザインは，前向きでも過去起点でもよいのですが，フローダイバータはま

だ限られた施設でしか使用されていないデバイスなので，多施設での前向きコホート研究を想定してみましょう。

これまで学んできたように，研究者は臨床的な観点から RQ を掘り下げていき，P：対象の設定（組み入れ基準，除外基準），C：対照の設定（ステント支援や母血管閉塞も含むのか，さらには開頭クリッピング術も含めてよいかなど）について推敲に推敲を重ねて研究計画書を書いていくことになりますが，ここでは，サンプルサイズの計算にフォーカスして解説するため，この過程は省略し，O：アウトカムの設定から始めることとします。

アウトカムにはどのような項目がよいでしょうか？ いくつか列挙してみることにします。

・1年後の動脈瘤の完全閉塞（または再開通）の割合
・術後合併症・在院死亡の有無
・手術時間
・再治療が必要となった件数
・動脈瘤の破裂イベントの発生率
・半年後の患者の症状・QOL
・治療コスト
・術後在院日数
・社会復帰状況

などなど，挙げればきりがありません。この場合，アウトカムには大きく"有効性"の評価と"安全性"の評価があることにお気づきと思います。もともとの RQ は"フローダイバータの有効性"を明らかにすることでしたので，主要なアウトカムは有効性の指標を選択すべきですが，もちろん副次的なアウトカムとして治療に関連した有害事象や合併症，後遺症状などの安全性評価も必要でしょう。うまくいった症例は極めて有効だが，うまくいかなかった場合は死亡例が多いなどという結果が出た際には治療の適応や，術者のトレーニングなどについて見直す必要もあるからです。

ただし，サンプルサイズ計算は1つの仮説を検証するために必要十分な症例数を割り出すことが目的ですので，プライマリエンドポイントを設定することから始めます。すなわち「この新規治療が有効であると判定する基準」を決めなければなりません。

さてここで行うべきは……そうです，すでに解説したとおり，エンドポイン

6　例数（サンプルサイズ）設計とその根拠を書く | 113

トの「真贋当てクイズ」です。理想的には真のエンドポイントを主要なアウトカムに設定することが望まれます。この RQ に関する真のエンドポイントとはなんでしょうか？ 真贋当てクイズをやってみるとお気づきの方も多いかと思いますが，**実は真のエンドポイントは「動脈瘤破裂の予防」しかありえない**のです。いくら，治療後しばらくは動脈瘤血流が遮断されていたとしても，将来的な破裂リスクが下がらないのであれば，その治療を受けたいと思う患者はいないのではないでしょうか。

　そうすると，アウトカムは，治療後の動脈瘤破裂の発生率ということになります。しかしこれはなかなか大変なエンドポイントです。実際，破裂動脈瘤に対する開頭クリッピング術 vs コイル塞栓術を比較したランダム化比較試験である「ISAT」は 1997 年から本試験がスタートし，いまだにフォローアップが続いており，2014 年の Lancet 誌には約 10〜18 年のフォローアップを行った結果が発表されています。このように，臨床医や患者が本当に知りたいことは 10 年後，またはそれ以上の長期的な効果なのだと思いますが，実際にこのような定期的な調査には莫大なコストがかかります。本書が読者対象とする若手外科医の独力では困難でしょう。そこで，代替エンドポイントとしてはやはり動脈瘤への血流が遮断されているかどうかを検査によって直接確認するということが最も合理的なように思われます。重要なことは，あくまでこのアウトカムは真のエンドポイントではなく，代替エンドポイントであることの研究限界を意識して研究を進めることです。

　たとえば 1 年後に（半年後でもよい）脳血管撮影を行うこととし，再開通の割合をエンドポイントとすれば，比較的明確に優劣が比較できます。

　さてこの研究に必要な症例数，すなわち「サンプルサイズ」はどのように計算すればよいでしょうか。前述のとおりサンプルサイズ計算に必要な情報は，

・介入の効果の大きさ（の見積もり）
・効果のばらつき（標準偏差）
・有意水準と検出力

の 3 つでした。

　今回の研究ではプライマリエンドポイントは再開通が「あったか・なかったか」のどちらかになる（2 値変数）ので，それぞれの「割合」をカイ 2 乗検定で評価することになります。そこで介入の効果の大きさの見積もりは「割合」で表記することとなります〔エンドポイントが連続変数ではないので，効果のば

らつき（標準偏差）は指定する必要はありません〕。

　既存研究から目安となるデータの見積もりを設定します。

　　・従来のコイル塞栓術……1年後の再開通割合30％
　　・フローダイバータ……1年後の再開通割合15％

　αレベルは通常どおり，0.05に設定しますが，ここで，「片側検定」とするか「両側検定」とするかを決めます。今回の臨床研究で評価されるフローダイバータは治療に伴う安全性はまだ不明ですが，有効性に関しては少なくとも従来法よりは向上することが期待できると仮定します。その場合，帰無仮説は「フローダイバータによる治療は，従来のコイル塞栓術と1年後動脈瘤再開通割合で差がない」となり，対立仮説は，「フローダイバータは再開通割合を減らす」となります。

　つまり今回の仮説検証は，あくまでフローダイバータの従来法に対する優越性に興味があるということで，「片側検定」を選択することとします（もちろん，フローダイバータの有効性に疑問をもっている研究者は両側検定を行ってもかまいません）。検出力は，最低でも80％，できれば90％は確保したいところです。これらの情報をもとに，サンプルサイズを計算すると，表3-2のパターン1のようになります。これはSTATAという統計ソフトを用いて算出しましたが，統計ソフトはどのようなものでも同じ結果が出ますので，詳しい使用法は各ソフトのマニュアルにゆずることとします。

　表3-2を眺めてみると，サンプルサイズ計算の大まかな雰囲気がつかめると思いますが，パターン1では，従来のコイル塞栓術では1年後の再開通率が30％であるのに対し，フローダイバータでは15％と再開通を半減させる効果を見積もっています。検出力80％として，有意水準を0.05とする片側検定で，この効果を検証するために必要なサンプルサイズを計算すると1群74例（両群で148例）となります。フローダイバータ群での効果をさらに大きく見積もって10％とすれば，58例（パターン2），5％とすれば48例（パターン3）というように，サンプルサイズは減っていきます。また，統計学的検出力を90％に上げると，必要サンプル数は144例と大きくなります（パターン4）。ちなみに，パターン5のように両側検定にしてしまうと，サンプルサイズは2倍近くに増えてしまいます。さらに効果の見積もりがパターン1と同じように"15％減"としても，パターン6のようにベースの発生割合を変更してしまうと，微妙にサンプルサイズ設計も変化します。

6　例数（サンプルサイズ）設計とその根拠を書く　｜　115

表 3-2　割合をエンドポイントにした場合

	予想されるフローダイバータ群の再開通割合（F）	予想されるコイル塞栓群の再開通割合（C）	効果の見積もり（F−C）	αレベル	検出力（1−β）	必要サンプル数（1群あたり）	仮説
パターン1	15%	30%	−15%	0.05	80%	74	片側
パターン2	10%	30%	−20%	0.05	80%	58	片側
パターン3	5%	30%	−25%	0.05	80%	48	片側
パターン4	15%	30%	−15%	0.05	90%	144	片側
パターン5	15%	30%	−15%	0.05	80%	134	両側
パターン6	10%	25%	−15%	0.05	80%	92	片側

　今回は，再開通が「あるか・ないか」という2値変数をプライマリエンドポイントに設定したので，カイ2乗検定を前提としたサンプルサイズ計算を行いました。もう1つの練習として，連続変数をアウトカムにした場合のサンプルサイズ計算も行ってみましょう。その場合は，2群間の平均値のt検定を前提に演算することとなります。

　連続変数として，ここでは手術時間をエンドポイントに設定してみます。これまでの臨床経験から，従来法の手術時間とそのばらつき（標準偏差）はおおむね予測ができると思います。

　あくまでこれは架空の例題であり，現実にはこのような仮説はありえないと思うのですが，サンプルサイズ計算の1例としてご覧ください。今回の仮説は，「フローダイバータは従来のコイル塞栓術よりも手術時間を短縮できる」とします。効果の見積もりとして，約15分の手術時間の短縮が期待でき，測定のばらつき（標準偏差）は既存研究を参考に，SD＝30としてサンプルサイズを計算すると表3-3のパターン1になります。今回も片側検定を想定しています。

　15分の手術時間の短縮効果を明らかにするためには，両群で100例の症例数が必要ということになります。効果の見積もりを−30分と仮定すると，サンプル数は一気に少なくなって，1群13例で済むこととなり（パターン2），逆に5分と小さく見積もれば，なんと1群446例という大規模な研究になってしまいます（パターン3）。手術時間のばらつきが大きい場合にも症例数は多く

表3-3　連続変数をエンドポイントにした場合

	予想される フローダイ バータ（F 群）の平均 手術時間 （分）	予想される コイル塞栓 （C群）の 平均手術 時間（分）	効果の 見積もり： F－C （分）	ばらつき （標準偏差）	有意水準	検出力	サンプル数 （1群あたり）
パターン1	75	90	－15	30.0	0.05	80%	50
パターン2	60	90	－30	30.0	0.05	80%	13
パターン3	85	90	－5	30.0	0.05	80%	446
パターン4	75	90	－15	45.0	0.05	80%	112
パターン5	75	90	－15	30.0	0.05	90%	69
パターン6	75	90	－15	30.0	0.05	61%	30

必要となり（パターン4），検出力を上げると，やはりサンプルサイズは大きく なります。逆に，後ろ向き研究などで，すでに経験症例が30例しかない，と いうような場合には，そこから検出力を逆算することも可能です。パターン6 では，1群30例に設定すると検出力は61％しか得られないということがわか ります。この状態で，両群の比較を行った場合，仮に有意差が出なかったとし ても，これは単に差がなかったと結論づけるのではなく第二種過誤の可能性を 考慮し，「サンプル数を増やして再度検討する必要がある」などと判断するの が妥当といえるでしょう。

　さて，サンプルサイズについて考えていると，なんとなくその研究の実施可 能性が見えてくると思います。これまでみてきたように2群間の差が大きい場 合には少ないサンプル数で事足りますが，わずかな差を検出しようとすると， 大きなサンプルサイズが必要になるのです。すなわち検出する介入効果が小さ いほど大規模な臨床研究を計画しなければならず，結果的に莫大なコストを投 じても得られるインパクトが小さいという臨床研究のジレンマが生じます。臨 床研究者は常にこのような"研究の規模"と，"期待される結果の大きさ"を天 秤にかけながら，労力に見合った結論が導き出せるのかを予測しながら研究計 画を立てる必要があるのです。

6　例数（サンプルサイズ）設計とその根拠を書く | **117**

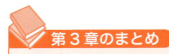
第3章のまとめ

(1) EとO両方に影響を与える因子が交絡因子である．複数の治療を比較する場合，主治医が治療方針を決定した際の判断基準を詳しく検討する必要がある．
(2) アウトカムに影響を与える因子が偏っていないか確認するために，予後因子のデータも収集しておく必要がある．
(3) バイアスは理想の研究案を現実に落とし込む際に発生する系統的歪みである．
(4) 観察研究であってもエンドポイントを設定する必要がある．
(5) 調査項目をやみくもに決めるのではなく，交絡になりそうな因子，アウトカムに影響を与える因子，アウトカムを整理して記述する．
(6) アウトカムに有意差が出ない場合，サンプルサイズが十分かどうかを考察する必要がある．

研究計画書作成─要点のまとめ

　本章では臨床研究計画書を作成するうえで必要となる知識を整理しました．「雛形」の空欄を埋めていくだけだと思っていた研究計画書も，突き詰めて考えてみると奥深いものだと思っていただけたら幸いです．最後に，ここまで寄り道しながら考えてきた「研究計画書の作成」について一通りの手順をまとめておきたいと思います．

・RQを一文で書き表してみる

　最初は漠然とした臨床疑問（CQ）からスタートし，研究可能なoriginalかつspecificな研究疑問（RQ）を完成させます．それができたらPECO/PICOの形で概要をまとめてみましょう．

・対象"P"を考える

　対象の組み入れ基準，除外基準を設定するとき，判断に迷ったら必ず自分のCQを振り返ってみましょう．そもそも，自分はどんなきっかけで研究をしようと思い立ったのか，その初心を見失わないようにしましょう．

・仮説を立てる

　探索的な研究を卒業し，仮説を検証する研究計画を立てましょう。自分の興味，論点をこれまで以上に掘り下げることで，検証すべき仮説を明確にします。

・仮説検証型のデザインが可能かどうか考える

　仮説検証力という点では，もちろんランダム化比較試験が優れていると思います。しかし若手外科医の立場で，最初に行う臨床研究のデザインではないでしょう。腕の見せ所は，どうやって観察研究で仮説検証力を高めるかということです。前向き調査が難しければ，過去の診療録調査でも可能です。研究仲間を作って多施設研究を行うことも重要です。

・調査項目の設計

　調査項目は，「潜在的交絡因子」と「エンドポイント」によって決定されます。あなたの PECO における潜在的交絡因子を漏らさず抽出できるかどうかが研究の質に直結します。十分な検討を重ねましょう。エンドポイントは，一番大切なものをプライマリエンドポイントに設定しましょう。プライマリエンドポイントには「真の」エンドポイントを選択することが望ましいですが，現実的に調査不能な項目も多いです。あなたの診療科におけるアウトカム研究にも日ごろから目を通していくことが必要です。

・サンプルサイズを試算する

　有意差が出ることで仮説を証明しようとした結果，残念ながら有意差が出なかったという場合があります。その際，そもそも仮説が間違っていたのか，それとも統計学的検出力の不足が原因なのかを考察する必要があります。効果の大きさと，そのばらつきをしっかり見積もっておくことで，その原因を推し量ることができます。前もって仮説検証に必要なサンプルサイズがどの程度なのか試算しておきましょう。そして，研究計画書の「例数設計とその根拠」に記載しておきましょう。

第4章 実行編 1

臨床研究を論文にする

1 論文投稿までの道のり

　データが出そろっているのに，いっこうに論文が投稿されない！ という臨床研究をしばしばみかけます。なぜでしょうか。論文を書くスキルがないからでしょうか。英語が苦手だから筆が進まないのでしょうか。たしかに，英語で論文を書くのが得意だという外科医は少ないでしょう。しかし，筆が進まない原因の多くは，事前の研究計画が十分に練りあげられていなかったということなのです。研究計画の設計に十分な時間をかけていれば，論文執筆の時間は大幅に短縮されるはずです。ですから，**研究の準備に時間をかけることは決して無駄なことでも遠回りでもない**のです。むしろ，臨床研究の初心者が最短コースで研究を遂行したいと思うのならば，研究計画書の作成に最低でも3か月，前向きの研究であれば6か月くらいの時間をかけるのが標準的ではないかと思います。これは，一般的な横断研究や過去起点のコホート研究についてもいえることです。「計画に6か月なんて長い！」と感じる方もおられると思いますが，実際に最初にデータ収集を終えてから論文投稿までを6か月以内に終える外科医というのはかなり少数派だと思います。本来，ここにかける時間は計画段階に使っておくべき時間だったのだというケースが非常に多いのです。

なかなか筆が進まない論文執筆

　前章までで扱ったように，研究疑問（RQ）が明確で，計画書に「研究背景」がしっかり記載されていれば，研究論文の導入部 "Introduction" は完成しているはずなのです。そして，RQ が PECO の形で論理的に構築され，調査項目

1　論文投稿までの道のり　**121**

が決定すれば"Patients and Method"の部分も楽に書けるはずです。医学系の論文の書き方を扱った書籍はほかにもたくさんありますので，執筆のテクニックや英語表現や構文について本書で述べるつもりはないのですが，「論文はPatients and Methodから書け」といった類のアドバイスはあまり本質的ではないのでこだわる必要はありません。そもそも，研究を開始する段階で"Introduction"と"Patients and Method"は完璧に書けていなければならないからです。なかには"Results"すらも数字だけを穴埋めすればよいようにあらかじめ作成しておくというせっかちな上級者もいます。仮説が定まっていれば書くべきアウトカムは決まっており，その項目は結果によって変更することはありえないからです。データ収集に時間がかかっても，ここまでは同時並行で準備できることなのです。そして論文執筆の作業も進めておくことで研究計画に齟齬がないか確認することもできます。

　これまでたくさんの後輩・同僚の英語論文執筆の過程に関与してきましたが，日本語でも自分の研究疑問や仮説が明確に説明できないのに，データ収集を始めてしまったり，あせって英文を書き始めたりする人が多いです。かくいう私も，臨床研究の方法論を学ぶ前は思いのままにデータを集めて，夜な夜なエクセルのシートを並び替えたりしながら，2×2表を作ったり，検定を繰り返したりして，何かおもしろいことがいえないかなぁ……とあてもない旅を繰り返していました〔これを"ピーチ（p値）姫を探す冒険"などとうまいことをおっしゃる先生もいます〕。さすがに本書をここまで読み進めてくださった読者の方は，そんなやり方ではダメだということはよくご理解いただけたと思いますが，論文が書けないと訴える人の多くは，「結果」をみてから「方法論」を考え，最後に「研究の意義・目的」をひねり出すという，「まったく逆」の作業をしているのではないでしょうか（図 4-1）。そのマインドセットを180°転換し，**研究開始までの土台固めに十分な時間をかけ，そこから丁寧にロジックを積みあげていくことに労力を費やしましょう**。ちょっとやそっとの突っ込みで倒れることのない重厚な論文が仕上がることでしょう。くどいようですが決して遠回りにはなりません。論文執筆のテクニック的な解説書は，その前提条件をクリアしたのちに参考にするとよいと思います。

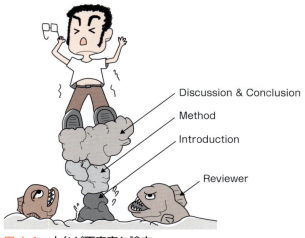

図 4-1　土台が不安定な論文

論文執筆における各種ガイドライン

　ランダム化比較試験の場合には CONSORT 声明という指針に沿って論文を記載する必要があります。CONSORT は Consolidated Standards of Reporting Trials の略であり，1996 年に初版が開発され，その後 2001 年，2010 年に改訂されています。この指針にはチェックリストがついており，仮にランダム化比較試験の論文を執筆するわけではないという人でも参考になる項目が多々含まれています。また観察研究の論文を書く際には STROBE 声明という指針があり，こちらも参照するとよいでしょう。一部高度なことが書かれており，なかなか読み応えのある内容なのですが，ここまで本書を読み進めていただいた読者の方々にとってはある程度親しみをもって読み進めていただけるのではないかと思います。そのほか，論文やレビューに関する各種指針には以下のようなものがあります。いずれも多くは web 上で内容が閲覧できるものが多いですので，時間があるときにご参照ください。

・臨床試験登録に関する医学雑誌編集者国際委員会声明（ICMJE）
・STARD イニシアチブ：診断研究の報告に関するチェックリスト
・QUOROM 声明：RCT の統合解析（メタアナリシス）の報告に関する声明
・MOOSE 声明：観察研究のメタアナリシスの報告に関する声明
・GRADE システム：診療ガイドラインにおけるエビデンスの質と推奨度の

決定に関する指針

・TRIPOD 声明：予測モデル研究の報告に関する指針

　臨床論文のほとんどのパターンは Introduction, Patients and Method, Results, Discussion, Conclusion の順番になっていると思います。執筆の要点について簡単にまとめておきたいと思います。

2 Introduction を書く
Introduction は完璧な論理を追求しよう

　研究計画書の「背景」を記載した段階で Introduction の骨子はできあがっているはずです。研究を開始する前に Introduction は書いてしまってもよいくらいですし，逆にそれくらい研究計画は練りあげられていなければなりません。ただし，いざ文章にしようとすると，なかなか最初の第一歩，書き出しの部分から筆の進まない人もいるのではないでしょうか。鉄則として Introduction は完全に論理的な文章が求められます。ここでロジックが破綻しているようでは，読者は読み進める価値がないと判断してしまいます。論理的な Introduction を書くためには，段落構成は以下の3つになるはずです。

第1段落【トピック】：現在の臨床で注目されているトピックが何かを述べる。

第2段落【研究疑問の明確化】：既存研究で明らかになっていないことは何かを述べる。自分の研究疑問（RQ）は何かを明確にする。

第3段落【仮説の提示】：自分の仮説を提示し，RQ を解決するための方針を記述する。

　つまり「現状ではこうなっている，ここまではわかっている（第1段落）。"しかしながら"，この点が解決されていない（第2段落）。"だから"この研究を企画した（第3段落）。」という明瞭なロジックの流れがオーソドックスであり，初学者が論文を書くとすればこの方式以外はあまりお勧めできません。

　論理的な文章を書くのが苦手だという場合には，とりあえず思いのたけを一通り書いたあとに，何度も自分の文章を読み直してみましょう。特に「接続詞」と前後の関係性に注目するとよいでしょう。たとえば日本人の文章は逆接の接続詞である「……だが，」が安易に使用されているため，英訳するとおかしな文章になることが多いといわれています。文節の前後で意味が逆転していな

いのに，「……だが」という言いまわしを使いすぎていませんか？ たとえば，

記述例①

> わが国では膵癌の罹患数が年々増加しているが，依然として予後は不良であり，その治療成績はあまり向上していない。

というような文章です。この文章に違和感を覚えない場合は，今後自分の文章を徹底的に見直すことをお勧めします。この文章のおかしなところは，「……が，」という**逆接の接続詞の前後で文章の意味が逆転していない**ことです。もし「罹患数が増えると自動的に治療成績が向上する」という理屈があればこの文章は成り立ちますが，実際には「罹患数の増加」と，「予後」・「治療成績」は関連がないですよね。このように，日本語ではなんとなく「……が，」や「……だが，」を使ってしまうのですが，これを英語にするとロジックがわかりにくくなります。当然ながら，「although」や「however」にならないように注意しなければなりません。では，この Introduction の続きをみてみましょう。

記述例①のつづき

> わが国では膵癌の罹患数が年々増加しているが，依然として予後は不良でありその治療成績はあまり向上していない。最近，術前化学放射線療法とリンパ節郭清を伴う切除術の組み合わせが予後を改善するとの報告が散見されるが，大規模臨床試験の結果は出ておらず一般的には普及していない。化学放射線療法は治癒切除の可能性を高めると考えられるが，術後合併症のリスク増が懸念される。そこでわれわれは，膵癌の術前化学放射線療法の有用性を評価するために，本研究を実施した。

「……が」が3か所出ていますね。Introduction 中に何度も逆接の接続詞が登場する文章をみかけますが，通常のロジックでは，逆接の接続詞は一度しか登場しないはずです。気軽に逆接の接続詞を使ってはいけません。「ここぞ」という1点に絞って，それまで述べてきたことに「自分の疑問」をバシッとぶつけるための切り札として大切に使いましょう。

さて，上記の Introduction は全体的に文章が漠然としていて，論点が絞り

きれていませんね。大きな問題は以下の3点です。

①無意味な書き出し
②論文が解決できない問題提起
③具体的でない目的・仮説

　まず①について，この種の書き出しはよくみかけるパターンなのですが，そもそも，「膵癌が年々増加している」ことは，この研究にとってあまり重要な情報ではないですよね。実に多くの医学論文が，このような定型文から書き始めています。たとえば大腸癌関連の論文などを実際に検索してみると，"必ず"といってよいほど「大腸癌は最も一般的な悪性腫瘍であり，全世界で死因の第○位となっている」などの文章から論文がスタートします。多くの研究者がIntroduction の書き出しをいかに軽視し，慣習に従って機械的に執筆しているかがわかるでしょう。逆に，瞬時に読者を惹きつけ，中身を読んでみたくなるIntroduction を書くためには，**余分な文章，贅肉をとことん切り落とし，徹底的にロジカルな文章にこだわり抜くこと**をお勧めします。この書き出しの一文だけで reviewer に「おや？」という印象を与えるのに十分であると思います。

　次に問題点②ですが，Introduction で「大規模臨床試験の結果が出ていない」などと問題提起をしてしまうと，当然，本研究では大規模臨床試験を実施する，という流れになってしまいます。大規模臨床試験の結果がなければ，術前化学放射線療法の効果が検証できない，という主張はある意味でそのとおりかもしれませんが，それをいってしまうと自らの研究の価値を否定してしまう自滅的な論理展開になってしまいます。このような Introduction での基本的なロジックの破綻は，査読する立場からするといちいち指摘をすること自体が面倒なことであり，この時点で reject の方向に舵を切りたくなります。

　そして，この論文の魅力を決定的に損なっているのが最後の部分です。③の問題点として Introduction の締めくくりを決して曖昧な文章にしてはいけないということを強調しておきたいと思います。この例題の文章では研究者の研究疑問と，研究の具体的な方法論が漠然としており，いったい何をするのか見当がつきません。ここから得られる印象は，この著者は確たる仮説もなく，なんとなく研究を開始して，なんとなくデータを集めてから論文を書いているな，ということです。これまで臨床研究の方法論として，探索的な横断研究からいかにして仮説検証力を高めるか，という研究デザインの土台作りを重視してきました。ぜひ最後の一文ではその点を思い出していただき，きっぱりと

「本研究の目的は P における E（I）は C と比較して O の点で優れているという仮説を検証することである」など目的や仮説を PECO の形式に沿って明確にしてください。仮説検証型のデザイン設計をしているということを reviewer にアピールすることができます。これで Introduction は完成です。

　前述の例文を【トピック】【研究疑問の明確化】【仮説の提示】の原則に沿って手直しすると，下記のようになります。

記述例② 改善例

【トピック】膵癌は予後不良な悪性疾患であり，手術単独の治療ではなく化学療法，放射線治療，分子標的治療薬などを併用した集学的治療に期待が寄せられている。そのなかで，最近▽▽らは切除可能な膵癌に対する術前化学放射線療法に関する臨床試験を実施し，生存期間中央値で××日と比較的良好な成績を示した。また○○らは，多施設共同のコホート研究において，手術単独と比較して術前化学放射線療法を行うことで無再発生存期間が有意に延長することを示した。

【研究疑問の明確化】しかしながら，これらの研究では手術の具体的な手技に関する詳細なプロトコール上の規定がなく，内容は詳細が明らかでない。また，術後の感染性合併症の発生が◇◇らの研究よりもかなり多く報告されている。化学放射線療法後の手術は安全性が確立しているとはいえず，また至適なリンパ節郭清範囲についてもコンセンサスがない。

【仮説の提示】そこで今回われわれは，複数の専門施設と共同で前向きコホート研究を企画した。本研究の目的は，拡大リンパ節郭清を伴う膵癌手術を受ける患者において術前放射線療法の実施が，非放射線療法例と比較して術後の感染性合併症を増加させるという仮説を検証することである。

3　Patients and Method を書く

　Patients and Method の部分も研究計画を立てている間にほぼ完成しているはずです。研究計画書どおりに淡々と記載するのみです。PECO の順番で研究の概要を記載し，さらに重要な情報を追加すればよいでしょう。この項におけるサブタイトルと，書くべき内容を以下にまとめておきます。

① デザイン・対象（P）

・デザインの型・期間（いつからいつまで）・研究参加施設・組み入れの基準・除外基準などを記載。

・介入研究の場合は，臨床試験登録を行っていること，その研究番号などを明記。

・「本研究は倫理委員会の承認を得た」「文書による患者の同意を得た」などの文言はこの段落の最後に記載されることが多い（決まりはない）。

② 曝露（E）または介入（I）の定義，対照（C）の定義

・EまたはIとなる手術の術式などに関する手短な説明を記載。同じ術式がすでに報告されていれば引用する。

・対照となる治療に関しても明確に内容を記載する。

③ アウトカム

・最も興味のあるアウトカムをプライマリエンドポイントとして明記する（観察研究の場合でもプライマリエンドポイントを1つ設定する。副次的なアウトカムは複数記載可能）。

・観察の起算日（観察のスタート時点）と，アウトカムを測定するタイミングを記載する（検査や受診の間隔などがどのように設定されているのかなど）。

・主観的なアウトカム（ソフトアウトカム）を用いる場合は，誰がどのように測定したのか，ブラインドされていたのかなどを記載する。

④ 交絡調整

・予想される交絡因子を列挙し，その調整方法を記載する。

⑤ 統計学的事項

・アウトカムをどのような統計学的な手法で比較・検定するのかを明記。

・有意水準を0.05とする，使用したソフトウェア名などのお決まりの文言を入れる。

・観察研究であっても仮説を検証する場合にはサンプルサイズの設計（→ 105頁）を記載しておくと説得力が増す。

　対象（P）をどのように設定したかという部分で，研究の対象者の人数を明記するよう指示するreviewerもいますが，「P」が何人であったかというのは，

128 │ 第4章 実行編1 臨床研究を論文にする

その組み入れ基準に合致した症例数が何例であったかという「結果」でもあります。なので，対象の数をあえてこの部分で書かないという研究者もいます。このあたりは好みの問題ですので，いろいろな論文を実際に読んでみて読みやすいと思うやり方を探すとよいでしょう。ただしreviewerやeditorに指示された場合には素直に従って書き直せばよいと思います。過度にこだわる必要はありません。第3章で解説したように，**アウトカムの項にはプライマリエンドポイントを1つ明記します**。あらかじめ，このアウトカムで勝負をするということを明記しておくことで，より仮説検証型の研究に近づくことができます。研究結果をどう解釈するか，Discussionの部分でもこの記載が必ず生きてきます。副次的エンドポイントは複数記載してもよいのですが，**原則として，Patients and Methodに記載したアウトカムはすべてResultsに記載することが必要です**。方法に書かれていることが，きちんと結果に報告されているかが論文の信頼性にかかわります。reviewerは都合の悪い結果を隠蔽していないかという点をチェックしているのです。

4 Resultsを書く
苦手な統計解析に踏み込む

　さて，IntroductionとPatients and Methodは前章までの内容を復習することで対応できました。Resultsを書くためには，いよいよ交絡調整を行い，解析結果を提示していく作業に入ります。念のため繰り返しますが，「バイアス」は統計解析では除去することができません。バイアスの発生はあくまで研究デザインの工夫によって予防していかなければなりません。すなわち，"Resultsを書く"の段階では交絡調整について考えていくことになります。

　交絡調整にはどうしても統計学的知識が必要になりますが，最初にお断りしたとおり，本書は統計学の解説書ではありません。私は統計学の素人ですので，よほど単純な比較やプレリミナリーな解析を除くと，ほとんどの執筆論文では専門家に統計解析を依頼しています。臨床医はあくまでデザイン設計にこだわりぬいて研究計画を立て，統計解析の部分は統計の専門家に依頼するという役割分担を明確にすることが臨床研究を成功に導く重要なポイントになります。

　もちろん現状でも多くの臨床医が，統計家に相談しながら臨床研究を行っていますが，臨床医と統計家のコミュニケーション不足が原因でお互いの論点がかみ合わず，なかなか進まないケースにしばしば遭遇します。よくみかける状

況は，臨床医が責任をもって考えるべき"研究の仮説やデザイン設計"が不明確なまま，なんとなく統計家に放り投げてしまっているというパターンです。そして引き受けた統計家も臨床的な問題点が何かをよく確認しないまま解析を行っている場合があります。結果として，統計家は解析における数学的モデルの安定性について言及しているのにもかかわらず，臨床医は結果の臨床的重要性について言質をとろうとして「ちぐはぐな」やり取りが続くことになります。臨床医は，統計家に「発表に値する結果は何か？」ということばかりを求め，「統計家に依頼して得た結論だから正しい」などと主張する一方，統計家には「臨床医がそのような解析を依頼してきたから結果を出しただけで，医学的な意義があるかどうかはわからない」などといわれることもあります。自分の研究テーマを掘り下げて丁寧に説明を尽くさない臨床医と，統計学のリテラシーがない臨床医にいくら説明しても時間の無駄と決めつけて臨床医の疑問を追求しない統計家，これは本当によくみかける構図です。臨床医が統計家にコンサルトする際には，まず自分のRQのバックグラウンドと仮説について丁寧に説明を重ね，理解してもらおうとする姿勢が必要ですし，そのためには統計解析の基本的な論理展開（前述した背理法や反証主義といった）の手法を知らなければコミュニケーションは困難になります。そのような土台作りの努力を怠ったまま，「術式Xは術式Yより有用であるといってよいか」などと短絡的な結論ばかりを求めても統計家には答えようがなく，結局は消化不良のまま研究を終えることになります。臨床医が細かい統計学の数式までを理解する必要もないと思いますし，統計家が手術手技の細かい内容を理解する必要もないでしょうが，最低限お互いが歩み寄るべきラインというのは存在すると思います。

column ⑧ 分野融合とは，言うは易し・行うは難し

　ある臨床研究のロジスティック解析で得られたオッズ比が明らかに桁外れになっており（おそらくモデルが安定していなかったのでしょう）統計家に問い合わせを行ったところ，「○○先生の指示どおり解析しただけですから，結果についてこちらに責任はありません。○○先生に聞いてください」といった返答が返ってきたことがあります。統計家はその道では有名な大学の生物統計学の教室の所属者ですし，○○先生は有名病院の部長先生です。一流の研究者がコラボレーションしたはずの臨

床研究がいったいどうしてこのようなことになってしまったのでしょうか。臨床医は医学と医学以外の分野をまたぐコミュニケーションの難しさというものをもっと認識する必要があるでしょう。

　これは臨床研究に限ったことではなく，学問領域のなかでも医学部という特殊性が大きいかもしれません。私は大学院生のとき，再生医療や組織工学を研究する機関に所属していました。もともとこの分野は「医工連携」という理念で立ちあげられたものでした。つまり医学部と工学部の出身者が共同で研究を活発に行い，医療に役立つ人工の臓器や組織再生などを開発する研究所です。しかし，私が在籍した当時は医学系の研究室と工学系の研究室は別個に教室をかまえ，残念ながら活発といえるほどの交流は身近にありませんでした。しばしば工学系の研究者が「医学部出身の研究者は工学の分野を深く学びたがらない」と嘆いていたのを覚えています。2つの学問分野が共同で研究をしていくためには，お互いが相手の分野について理解を深め，歩み寄る姿勢が必要であることはいうまでもないでしょう。これをお互いの分野の「リテラシーをもつ」，といいます。リテラシー（読み書き能力）とは，自分で工学の基礎研究を遂行するほどの力はないにしても相手の助言を正しく理解して自分の研究ノートに記載するという程度のことはできなければならないでしょう。そして工学系の学生や研究者は医療に役立ちたいと願い，医学のリテラシーを身につけようと努力しているが，一方で医学系の研究者はあくまで工学系の研究者が医療の世界に入ってくるのだという認識が強く，自ら工学の基礎的な理論を理解しようとしていないのではないかといわれたことがありました。

　臨床研究に関していえば，外科医の主な役割はRQの概念と研究の型をしっかりと固め，比較の質を損なう交絡になりうる因子をすべて同定し，適切にデータを測定し収集する研究計画を立てることです。そして実際に測定されたデータの中身を評価し適切な統計手法を決定するのが統計家の役割です。しかし臨床医は，最低限の統計学の考え方や知識を身につけること，逆に統計学者も各臨床医学の理論的背景や基本用語を理解することなど，お互いにリテラシーを身につける姿勢がないと共同研究はうまくいかないものです。

外科医がどこまで，統計学の学習に踏み込むべきか

　本書で最初に述べたように，手術のトレーニングが第1の外科医にとって，いったい何時間くらい統計学の勉強をすればいいのか……，実に難しいところ

ですが，京都大学の臨床研究者養成コースにおいて1年間の講義で統計学の必修講義は1コマ90分で前期・後期それぞれ15回なので，合計45時間となっています。あくまで目安ですが，このあたりが最低限の勉強時間ということになりそうです。さらに必修ではありませんが統計学実習が年間90時間あり，そのほかにもいくつかの選択授業を多くの学生が受講しています。つまり体系的に統計学を勉強するということは最低50時間くらい，可能なら100時間くらいの学習時間が必要なのだということです。これは忙しい臨床業務の片手間にできることではありませんが，長い医師人生のうちで100時間の勉強時間というのは決して無理なことではありません。理想はどこかのタイミングで大学院なり，留学先なりで体系的な教育を受ける機会が得られるとよいでしょうが，まず手始めにできることは，自分の分野で用いられる解析手法を中心に効率よく学ぶとよいでしょう。実際に外科手術をテーマとする臨床研究に限定すれば学ぶべき解析手法はそれほど多くないと思います。老婆心ながら，まずはPECOやPICOの形にできるオーソドックスなデザインの解析手法から学ぶことをお勧めします。すなわち，2群間のアウトカム（イベント発生の割合や累積率）を比較するような型から学ばれるとよいと思います。それ以外には，診断の精度を議論するものや，アウトカムの評価方法を評価するもの，予後予測モデルの開発，メタアナリシスなどさまざまな研究題材はあり，それぞれの解析手法も重要ではありますが，基本中の基本はやはりPECO/PICOに即した臨床研究の解析なのです。このタイプの解析についてはよい教材が書店・web上にたくさんあります。外科系の雑誌では「European Urology」の投稿規定に"Guideline for Reporting of Statistics"という項目があり，論文に書くべき統計事項や，注意点などが詳述されています。消化器外科医が投稿する雑誌ではここまで詳しく書かれているガイドラインはみかけませんが，さすがに外科領域で最大のimpact factorをもつ雑誌だけのことはあります。また，これは内科の雑誌ですが「Annals of Internal Medicine」のwebサイト（http://annals.org/aim/pages/AuthorInformationStatisticsOnly）に"Information for Authors-General Statistical Guideline"という記載があり，統計解析の注意点などをわかりやすくまとめてあります。両者はおおむね同じような内容が書かれており，泌尿器科の文献は内科の最高峰の雑誌からみても遜色ないレベルで発表されていることがうかがわれます。しかし外科領域の臨床研究のなかには，分野によってはこのようなガイダンスがなく，解析手法に対する共通認識が乏しいためか，素人の目からみても明らかにお粗末な方法論が記述されている掲載論

文がたくさんあります。自分の狭い専門領域の論文ばかりに閉じこもっていると，限られた研究者によって形成される内向的な雰囲気ができあがってしまい，外からの情報を排除する傾向が強くなり多面的な議論ができなくなってくるのだと思います。たまには他科の医師と合同で抄読会などを開催して，あまりなじみのない分野では手術手技をどのように評価しているのか触れてみることも重要な学びになるでしょう。

本書では外科手術に関する臨床研究の"Results"を記載する手順を整理しつつ，特に必要と思われる統計的な学習事項をご紹介することにします。数学的な理論や統計ソフトの使い方などの解説は本書の目的とするところではありませんので，他書にゆずりたいと思います。

統計ソフトに関しては有償の優れたソフトウェアがたくさんあり，どれを利用してもよいと思いますが，無償の統計ソフト"R"といったフリーソフトも医学論文を書くうえで十分な機能を有しています。私はあまりなじみがありませんが，"R"のプログラム解説はweb上にも日本語でのたくさんのマニュアルが公開されており，学習環境はよさそうです。また，統計学の基本的理論や難しい用語が非常にわかりやすく解説されている書籍として，『今日から使える医療統計』（新谷歩先生：医学書院，2015）があります。臨床研究を志す若手外科医が統計学を知る最初のきっかけ作りに適した本であると思います。統計解析の学習は実際にデータセットを手作業でいじりながらやっていくのが一番の近道だと思います。本書でも具体的な例を挙げ，データセットを利用して進めていくことにします。

"Results" は Method に対応して率直に書くこと

Results の内容が今一つ釈然としない論文や学会抄録をしばしばみかけます。Results とは何についての結果なのか？　と聞かれれば当然，「あなたの RQ に対する結果」のことですよね。仮説に対応した「結果」がストレートに書かれていないと，読み手に「何かごまかしているな」という印象を与えてしまいます。ここでは，具体的な臨床研究の例をもとに，Results の書き方，Table の書き方などをみていくことにしましょう。

● 鼠径ヘルニアの新術式を評価する臨床研究例

外科医の登竜門的な手術の二大巨頭として虫垂炎に並ぶのはヘルニアでしょ

4　Results を書く　**133**

う。さて，ヘルニア修復の新術式を評価するような臨床研究を例に考えてみましょう。以下のようなRQがあるとします。

【RQ】
「新しく発売された鼠径ヘルニア用のメッシュが術後の疼痛軽減効果を有するかどうか？」
（業者はこのメッシュは素材の生体親和性が高く，術後の疼痛を軽減し患者の社会復帰を早める利点があると主張している）

P：鼠径ヘルニアで後壁補強にメッシュを使用した患者
E：新メッシュを使用した患者（E群）
C：従来のメッシュを使用した患者（C群）
O：主要なアウトカム「〔術後3日間の鎮痛薬（NSAIDs）の使用回数〕」（副次的なアウトカムとして「術後合併症，在院日数，手術時間，再発の有無」を調査する）

　ここまで本書を読み進めていただいた読者の方々にとっては，このRQとPECOのロジックや研究デザインにいろいろと注文をつけたくなることでしょう。しかし，ここではデザインを議論するのではなく，解析結果の記述の仕方に焦点を当てたいと思います。
　まず，このRQとPECOが決まった時点で，研究の結果がどうであれ論文の"Results"の書き方はおのずと決まっています。研究計画の時点で，結果の書き方は決まるのです。研究計画をしっかり立てていない場合には，しばしば思いつきで解析を行い，差が出た結果を中心にストーリーを組み立てている（であろう）発表をみかけます。しかしこのやり方は仮説検証型の研究では禁忌といってもよいでしょう。まず，ありがちな"よくないResultsの記述例"を提示します。

記述例③　よくないResultsの記述例

【結果】E群とC群の平均手術時間は○○分 vs ××分（$p=0.02$）と有意に短く，術後在院日数は□□日 vs ▽▽日（$p=0.09$）とやや短い傾向を認めた。術後合併症や鎮痛薬の使用回数に両群間の差は認めず，術後平均2.5年間のフォローアップ期間中に両群ともに再発はなかった。【結語】新メッシュの導入により手術時間を短縮できた。安全性も問題なく新メッシュは有用なデバイスと考えられた。

お気づきになった方も多いかと思いますが，この記述の問題点は主要なアウトカムにしていた「鎮痛薬の使用回数はどうなったの？」ということです。ずいぶんあっさり「差がない」とだけ書かれていますが，**本来のRQは「新メッシュが術後疼痛を軽減できるかどうか」**ということだったと思います。

「新メッシュが術後疼痛を改善するかどうか，評価しました」
「で，結果は？」
「手術時間が短くなりましたのでよかったと思います」

　これではロジックが破綻していますよね。Resultsを書く際には，常に頭のなかにRQを呼び起こし，「で，結果は？」と繰り返し問いかけてみましょう。
　研究計画書に記載したプライマリエンドポイント（ここでは鎮痛薬の使用回数）を比較するために，交絡因子や予後因子を明らかにし，サンプルサイズを設計し，交絡調整を行って比較の質を高める努力をしてきたはずです。それなのに一番大事なアウトカムをわかりにくくして，有意差の出た項目を利用したストーリー展開で結論を導いてしまうとこのような書き方になってしまいます。心あるreviewerには「この著者は臨床研究に対する真摯な姿勢がない」と思われてしまうでしょう。自分の仮説を検証するという作業がいかに難しいかということを謙虚に受け止め，探索的な研究から仮説検証型へもっていく努力を積み重ねてきた研究者は，このような結果の書き方を絶対にしないはずだからです。それどころか，**場合によっては"spin"であると判断されてしまう**ことがあります。このような書き方では，いくらおもしろいRQであっても論文のacceptは遠のいてしまいます。

column 9　spinについて

　最初に立てた仮説と最終的に導かれている結論に齟齬があるという学会発表や論文をしばしば目にします。「Xの有効性を検証する」とされていた研究が「Xは安全に実施可能であった」などと結論づけられるものです。このような論文の書き方を"spin"（都合のよい解釈，錯乱などと訳す）と呼びます。2010年にオックスフォード大学のBoutron氏は有名米国医学雑誌であるJAMAにspinについての調査結果を報告しています[1]。これはプライマリエンドポイントが明記され，2群間の介入効

果を比較検証した RCT を実施したものの，結果的にプライマリエンドポイントで有意差が得られなかった 72 本の RCT を対象にした調査報告です。この報告によれば，36 本（50％）の論文で本文中の結論に spin を認め，42 本（58.3％）の論文では Abstract のなかの結論に spin を認めたとしています。具体的には，あえて有意差の出なかったプライマリエンドポイントについては言及せず副次的なアウトカムによって有効性を論じる，サブグループ解析の結果を強調する，2 群間の比較をせず介入の前後でアウトカムを比較し有効性を結論づける，などが代表的な spin のやり方のようです。本文の鼠径ヘルニアの例では，プライマリエンドポイントの比較結果をわかりにくくし，副次的なアウトカムによって有効性と安全性を結論する手法がとられています。

　この spin は研究上の「不正行為」とは異なり，「好ましくない研究行為」として位置づけられています。始末に困るのは，この手の論文がなんとなく査読を通過してしまい，論文として公開されてしまうことなのです。不正行為であれば論文撤回の対象になりますがこのような spin は撤回しにくく，永久に研究者の名前とともに「好ましくない行為」が記録されてしまうのです。共著者や読者にも迷惑をかけますが，もちろん最大の被害者は治療を受ける患者の側にあります。あたかも学会発表の「テクニック」のような認識で spin を繰り返していると，後々まで禍根を残すことになります。10 年後，外科の世界では今よりももっと臨床研究のリテラシーが高まってくるでしょう。私たちの後輩が，現在の学会抄録集を読んだときどう思うでしょうか。次世代に恥じない誠実な研究発表を心がけたいと思います。

◆ 参考文献

1) Boutron I, et al：Reporting and interpretation of randomized controlled trials with statistically nonsignificant results for primary outcomes. JAMA 303：2058-2064, 2010

　　原則として "PECO の型になっている臨床研究" においては，

・対象の母集団を明確にする
・対象の背景データの記述統計量を示す
・主要アウトカム，副次的アウトカムの順で記述する
・分析結果を記述する

という順序で記載するとよいでしょう。
　　先ほどの例題を利用して，実際にこの研究の Results を書き直してみましょう。

記述例④ Results の記述・改善例

①母集団を明確にする

指定期間中の全連続症例数は 112 例（E 群 40 例，C 群 72 例）であり，そのうち他疾患に対して鎮痛薬を常用していた症例（n＝3），腎機能障害・アレルギー・喘息などにより NSAIDs が使用できなかった症例（n＝5），両側の手術を同時に行った症例（n＝2），他の手術を同時に行った症例（n＝2）を除く 100 例（E 群 37 例，C 群 63 例）を解析対象とした。

②記述統計量を示す

症例の背景を Table 1（表 4-1）に示した。新メッシュを使用した E 群は 2014 年以降に手術を行った症例が多く，手術時年齢が C 群よりも若かった。そのほか，麻酔リスクや BMI，併存症，性別に大きな差は認めなかった。

何かの決まりがあるわけではないのですが，多くの臨床研究では Table 1 としてこのような表を作りますよね。まずはここからひも解いていくことにします。年齢は，ここでは 3 パターンの書き方を提示しました。中央値と四分位範囲（IQR；interquartile range），平均値と標準偏差（SD；standard deviation），カテゴリーで示す方法です。この表 4-1 のようにすべての表記を出す必要はなく，どれか 1 つでよいと思います。雑誌によってはご丁寧にも「間隔変数は中央値と四分位範囲で示せ」などと指定しているものもありますので，投稿規定を確認するようにしましょう。特に指定がない場合は「好み」で決めてよいでしょう。なじみ深いのは平均値と SD だと思いますが，これは正規分布をしていること，極端な外れ値がないことなどを確認しておけばよいでしょう。常識的に考えてメッシュを用いたヘルニア手術を受ける患者は（小児などは除外されているでしょうから），年齢は 70 歳台あたりを中心に正規分布していることが予想されますね。また手術を受ける年齢ですから，外れ値といってもせいぜい 100 歳台でしょうか。こういう状況でしたら平均値でも中央値でも，見た目に大差はないのです。実際，63 例程度のサンプル数の C 群においても平均と中央値はほとんど一致しています。

中央値は，極端な外れ値が予想される変数に対しては有効な指標です。たとえば術後の在院日数などはどうでしょう。今回のようなサンプル数が 100 人以下の研究では，1 人でも社会的入院などによって何か月も入院してしまう症例があると，それだけで平均値に大きな影響を与えてしまいます。少数の例外的

4　Results を書く　｜　137

表 4-1　患者背景

		E 群 (n=37)	割合 (%)	C 群 (n=63)	割合 (%)	p 値
	中央値 [IQR]	70 [67〜76]		75 [70〜79]		
	平均値 (SD)	71.1 (7.31)		74.9 (7.11)		0.011
年齢	<60	3	8.1	2	3.2	
	≧60〜<75	20	54.1	24	38.1	0.017
	≧75	14	37.8	37	58.7	
性別	男	25	67.6	43	68.3	0.943
	女	12	32.4	20	31.7	
手術年	2012	3	8.1	25	39.7	
	2013	7	18.9	19	30.2	<0.001
	2014	12	32.4	16	25.4	
	2015	15	40.5	3	4.8	
麻酔リスク (ASA-PS 分類)	1	19	51.4	21	33.3	
	2	18	48.6	39	61.9	0.112
	3	0	0.0	3	4.8	
BMI (kg/m²)	平均値 (SD)	22.2 (3.38)		22.3 (3.05)		
術前併存症	高血圧	13	35.1	25	39.7	0.651
	糖尿病	2	5.4	10	15.9	0.120
	COPD	2	5.4	4	6.3	0.848
	心血管系疾患	1	2.7	3	4.8	0.612
	中枢神経系疾患	1	2.7	3	4.8	0.612

な患者によって結果が引っ張られることを防ぐためには，1つには全体の症例数（サンプルサイズ）を大きくすることで対策がとれますが，実際には簡単にサンプルサイズを増やすことはできませんので，中央値を示すとよいでしょう。もちろん，その外れ値を示した症例が，研究の主たるアウトカムに医学的な関連がない場合の話ですが。

　カテゴリー別の表記は視覚的に分布を把握することができ，好む臨床医は多いです。平均値は文中で書いておき，Table ではカテゴリー別に示すなど，おしゃれな（？）書き方をする人もいます。カテゴリーのカットオフを細かく設定すれば，より分布が正確に把握できるようになりますが，論文の趣旨に大きな影響がなければ3つのカテゴリーで十分でしょう。年齢の分布がRQの根幹

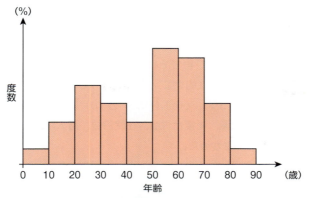

図 4-2　年齢と患者数の度数分布（ヒストグラム）

にかかわるような場合には，年齢と患者数の度数分布（ヒストグラム）を図示するとよいでしょう．たとえば図 4-2 のようなヒストグラムが提示されると，年齢によって対象が二峰性に分布していることが一目瞭然ですね．

　Table 1 に含めるべき患者背景は，年齢や性別，手術リスク（ASA-PS，併存症，BMI など）など一般的なものと，潜在的交絡因子です．併存症については，このように病名をいくつか挙げて実数を記述してもよいですし，チャールソン併存疾患指数（Charlson risk index）のようにスコア化して示すのもよいでしょう．過去のカルテからチャールソンの指数を収集するのは難しいため，表 4-1 のように代表的な併存症をいくつかピックアップして表示するということも多いです．

アウトカムの記載と分析

　さていよいよアウトカムの結果を書きます．何度もいいますが踏み外してはならないのは，プライマリエンドポイントを第一に記述するということです．

記述例⑤　主要アウトカム，副次的アウトカムの記述

アウトカムを Table 2（表4-2）に示した。術後3日間における NSAIDs 使用回数の平均値（SD）は E 群と C 群でそれぞれ 2.70（±1.63），3.29（±1.65）回（$p=0.090$）であった。副次的なエンドポイントは，手術時間の平均値（SD）が E 群と C 群で 51.1（13.7），60.1（19.8）分（$p=0.016$）と E 群で有意に短かった。そのほか出血量，術後合併症，在院日数，再入院，再発数の割合については大きな差は認めなかった。

　さてデータの中身をみてみましょう。結局この研究では NSAIDs の使用回数に差がないという結論になりましたが，表4-2 をみると 0.6 回ほど C 群で使用回数が多い結果となりました。ここからどのように分析を広げることができるでしょうか。まず表4-1 に戻って考えてみましょう。両群間に大きな差を認めた変数がいくつかありますね。まず手術時期です。新しい術式というのは当然ながら最近の症例に多く実施されている傾向があるに決まっています。時期が違うと，当然術者も異なる可能性が高いですし，病棟で鎮痛薬の管理を行うナースの判断基準にも差が出ている可能性があります。また，外科に限らず，新しい治療を行う場合には極力トラブルなく実施したいと考えます。すなわち新メッシュを導入した当初は，「うまくいきそうな患者」が E 群に選ばれている傾向が生じるわけです。今回の場合，なるべく若くて，リスクの少ない患者が選択的に新メッシュに割り振られた可能性が高いのです。実際，表4-1 において年齢は中央値で5歳も若く有意差が出ており，麻酔リスク（ASA-PS）でも，低リスクの患者が E 群に偏っていることがわかります。さらに併存疾患をみてみると，有意差はないものの糖尿病患者は明らかに C 群に偏っています。糖尿病の神経障害などの合併症を考慮すると痛覚にも影響を及ぼす可能性があり，術後の疼痛というプライマリエンドポイントに影響を与える交絡因子の候補になりえます。そう考えると，この背景の偏りは無視できないように思われます。

　そこでいよいよ Results の最後，“分析”に取りかかります。ここでいう「分析」とは交絡調整を行うことを指します。これまでの結果は，両群の“そのまま”のデータ（記述統計量）を示してきました。しかし，第3章で述べたように，**交絡を調整しない結果は比較したことにならない**，ということを学びました。データをどのように分析したのかを示すことが研究者の腕の見せ所であ

表 4-2　アウトカム

		E 群 (n=37)	C 群 (n=63)	p 値
NSAIDs 使用回数	中央値 [IQR]	2 [2〜3]	3 [2〜4]	
	平均値 (SD)	2.70 (1.63)	3.29 (1.65)	0.090
出血量	平均値 (SD)	5.49 (3.77)	5.48 (4.79)	0.991
手術時間	平均値 (SD)	51.1 (13.7)	60.1 (19.8)	0.016
術後合併症	≦Grade2	3 (8.1%)	5 (7.9%)	0.976
	≧Grade3	0	0	—
術後在院日数 (日)	中央値 [IQR]	2 [2〜4]	2 [2〜4]	
	平均値 (SD)	2.84 (1.24)	3.40 (1.89)	0.111
再入院 (回)		1 (2.7%)	2 (3.2%)	0.894
再発		0	0	—

り，センスが問われる部分なのです。

交絡調整と多変量解析

　例題の PECO に関して，研究者は当初，「年齢」「性別」「手術時期」を交絡因子として想定していました。一方で「糖尿病の有無」というのは，神経障害によって痛みの閾値や鎮痛薬の使用回数に影響する可能性は想定していましたが，術式選択にはあまり影響がないだろうと考え，明らかな交絡因子とは考えていませんでした。このように曝露要因には影響を与えないけれどアウトカムに影響を及ぼす変数を「予後因子」と呼びました（第 3 章参照）。しかし実際に表 4-1 をみるとどうでしょう。偶然にしては偏りが大きく出てしまったようにも感じます。

　交絡は基本的にすべて調整対象になりますが，予後因子に関しては群間の偏りがないという前提が成り立ちますので必ずしも調整の必要はありません。しかし今回の結果のように蓋を開けてみたら大きな偏りがあった，ということになるとアウトカムに重大な影響を及ぼすため調整が必要になります。このように予後因子は潜在的交絡因子となりうるため調査項目としてデータを収集しておき，最終的に調整が必要かどうかは表 4-1 のバランスから判断することになります（図 4-3）。

　教科書的には代表的な交絡調整法として，

4　Results を書く　**141**

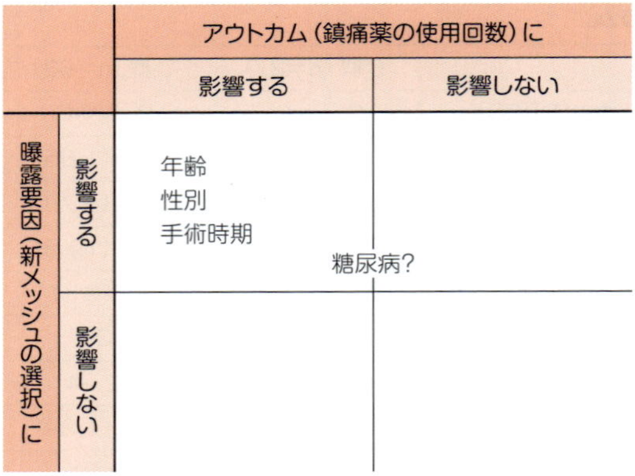

図 4-3　交絡因子を同定する

① 層別解析
② 多変量解析
③ マッチング

などの手法が挙げられています。若手外科医が最初に手がける臨床研究の規模は，今回の例題のように 100 例前後の臨床研究が多いのではないでしょうか。そうなると，現実的な交絡調整法は② 多変量解析ということになります。たまに，無理やり流行に合わせた解析手法を使おうとしているのか，この程度の規模の研究であえて傾向スコアマッチングなどをやっているものもみかけますが，傾向スコア解析は本質的には多変量解析と同じ数学モデル（多くはロジスティックモデル）を用いているので，この程度の規模の研究で大きな利点が得られるとは思えません。

　基本となる多変量解析として回帰分析が挙げられます。回帰分析とは以下の方程式によって成り立っています。

従属（目的）変数＝
　$\beta_1 \times$（要因 1）＋$\beta_2 \times$（要因 2）＋$\beta_3 \times$（要因 3）＋$\beta_4 \times$（要因 4）＋
　$\beta_5 \times$（要因 5）＋……$\beta_n \times$（要因 n）＋α［Y 切片］

　従属（目的）変数は，研究のアウトカムを設定します。この場合，鎮痛薬の使用回数となります。そして要因 1～n の部分を独立（説明）変数と呼び，評価したい曝露要因を挿入します。この評価したい曝露要因とは，この場合は新

142 ｜ 第 4 章　実行編 1　臨床研究を論文にする

表 4-3　線形回帰分析の結果①

	coefficiency	標準誤差	p 値	95%信頼区間
新メッシュの使用	−0.82	0.39	0.041	−1.59〜−0.05
年齢	−0.09	0.02	<0.001	−0.14〜−0.05
女性	−0.22	0.34	0.514	−0.89〜0.45
手術年	−0.09	0.17	0.590	−0.43〜0.25
糖尿病	0.14	0.48	0.772	−0.82〜1.10
y 切片	198.15	343.31	0.575	−483.50〜879.80

メッシュの使用の有無，ということになるでしょう。そして，交絡になりうる因子も独立変数として方程式に挿入します。それぞれの曝露要因の前についている β が「傾き」であり，要因が変化したときにアウトカムに与える影響の大きさを表すことになるのです。そこで，この β を数学的モデルによって推定し，各因子の影響力を評価する，というのが回帰分析の理論になります。解析には統計ソフトが必要になりますが，ソフトの使い方はそれぞれの専門書にゆずることとします。

　そして，従属変数が連続変数の場合は線形回帰分析，二値変数の場合はロジスティック回帰分析，生存時間分析のように打ち切りのある二値変数の場合はCox 比例ハザードモデルを用います。解析法にはそれぞれ特徴があるのですが，今回の例では，練習として A. 線形回帰分析と，B. ロジスティック回帰分析の両方を行ってみることにします。

A. 線形回帰分析

　今回の研究で解析すべきは，鎮痛薬の使用回数に与える因子が何かということなので，鎮痛薬の使用回数が従属変数であり，新メッシュの使用や，そのほかの交絡因子（年齢・糖尿病の有無など）が独立変数となります。鎮痛薬の使用回数を連続変数と見立てた場合は，線形回帰分析を行うことになります。

　この結果は表 4-3 のとおりです。

　有意差のある（表の p 値が 0.05 未満）の変数が鎮痛薬の使用に対して独立した影響をもつ因子ということになります。新メッシュの使用の有無は $p = 0.041$ ですので，年齢，性別，手術年，糖尿病の有無などの交絡因子を調整しても，なお独立した鎮痛薬使用を軽減させる因子であることがわかります。

　ちなみに，"線形"という言葉の意味は説明変数の増減に応じて一次関数的

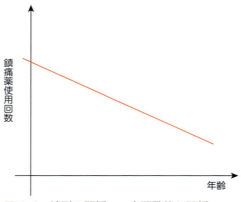

図 4-4　線形の関係＝一次関数的な関係

に目的変数が変化するという意味です。そしてcoefficiencyは各因子のグラフの傾きを表します。つまり解釈は各説明変数が1上昇することに，この傾きの分だけ目的変数が変化するということになります（図 4-4）。

　すなわち，新メッシュのcoefficiencyが−0.82ということの意味は，（新メッシュを使用した症例を1，従来法を0と入力しているので）0が1に上昇する，すなわち，従来法に比較して新メッシュを使用すると0.82錠の鎮痛薬内服が減る，という意味になります。年齢のp値も低く有意差が出ていますので，こちらの意味は年齢が1歳上昇するごとに鎮痛薬の使用が0.09減るという意味になります。

　しかし，年齢が1上がるごとに鎮痛薬の使用が0.09減るといわれても，臨床的にイメージしにくいですよね。そこで，結果を臨床的にわかりやすく表記するために変数をカテゴリー化してみます。たとえば75歳未満を0とし，75歳以上を1としてデータシートを修正したとします。再度，線形回帰分析を行うと表 4-4のとおりになりました。

　このように年齢をカテゴリー化すると，表の解釈は年齢のカテゴリーが0から1に上昇すると，すなわち「75歳以上の患者は75歳未満の患者よりも」鎮痛薬使用が1.11錠少ないということになります。なるほど，それならさっきの解析結果よりは臨床的にイメージがしやすいですね。

　しかし！　お気づきかもしれませんが，なんと肝心の新メッシュのp値が0.083となってしまい有意差が消えてしまいました。これは大ピンチです。このように変数のカテゴリーを変更すると全体の数学モデルに影響を与え，数値

表 4-4　線形回帰分析の結果②

	coefficiency	標準誤差	p 値	95%信頼区間
新メッシュの使用	−0.66	0.38	0.083	−1.41〜0.09
年齢 75 歳以上	−1.11	0.27	<0.001	−1.64〜−0.57
女性	−0.23	0.34	0.503	−0.90〜0.44
手術年	−0.16	0.17	0.346	−0.49〜0.17
糖尿病	0.28	0.49	0.57	−0.69〜1.24
y 切片	327.87	338.79	0.336	−344.81〜1,000.56

が微妙に変化します。これを悪用して，なんとかねらった変数に有意差を出そうとする人もいます。多変量解析の変数選択における有意水準 0.05 の危うさというものが少しおわかりいただけたでしょうか。

B. ロジスティック回帰分析

　従属変数である鎮痛薬の使用回数が正規分布になっていない場合や，一定の個数以上の使用に何か重要な臨床的意義があるとします。たとえば，鎮痛薬の使用数が 2 錠と 3 錠ではあまり大きな差はないが，**4 錠以下と 5 錠以上の使用では大きな臨床的な差がある**と考えられるような場合です。仮に 2 日間で鎮痛薬を 4 錠使用したのならば朝と晩に内服してある程度のコントロールが得られている（日中はそれほど痛みがない），ということが予想されますが，5 錠以上となると日中も飲まないと痛いということになり，5 錠以上は日常生活に支障をきたしているレベルとなる，などという判断が臨床的に妥当であると思うのであれば，今度は従属変数である鎮痛薬の使用個数のほうを二値化し，ロジスティック回帰分析を行うとよいでしょう。

　結果は表 4-5 のとおりです。

　ロジスティック回帰分析の結果ではやはり新メッシュの使用は有意差がまったく出ていません。解釈としては，新メッシュの使用の有無は鎮痛薬 5 錠以上使用するリスクにならないということになります。有意差の出た年齢に関しては，「75 歳未満の患者は 75 歳以上に比べて術後に鎮痛薬を 5 錠以上使用するオッズ比が 0.22 である」ということになります。

　このように，多変量解析はやり方によって数値が変動し，有意差が出たり出なかったりするということを知っておく必要があります。数学的仮定の強い解析法なので，前提条件や変数の選択の仕方，連続変数のカテゴリー化の仕方に

表 4-5 ロジスティック回帰分析の結果

	オッズ比	標準誤差	p値	95%信頼区間
新メッシュの使用	0.64	0.49	0.563	0.14〜2.86
年齢75歳以上	0.22	0.11	0.003	0.08〜0.60
女性	0.95	0.59	0.931	0.28〜3.22
手術年	0.70	0.24	0.301	0.35〜1.38
糖尿病	1.09	1.01	0.928	0.18〜6.69

よって数学的モデルの安定性が損なわれると，解析結果の信頼性に疑問符がつきます。ここでは詳しく触れませんが，実はこのロジスティック解析は適切な数学モデルとなっていないようで，結果はあまり信頼できません。そのような理由があれば，ロジスティック解析の結果は採用せず，回帰分析の結果を採用してもよいでしょう。このあたりは統計学の専門家に相談し，解析結果の頑健性（robustness）について確認し，適正な記述を行う必要があるでしょう。

column 10 回帰分析における変数選択について

　回帰分析によって評価する独立変数は，どのように決定したらよいでしょうか。ある程度自分のルールやお作法を決めておかないと，いろいろなパターンで変数を入れたり出したりした結果をみているうちに，自説に都合のよいものを採用するという落とし穴にはまっていく可能性があります。そうならないためには，変数選択について自分なりの理論武装をしておく必要があるのです。
　まず独立変数に入れるものは「交絡因子」です。交絡因子は，臨床医が臨床的観点から候補を挙げ他者のコンセンサスを得て決定するものです。交絡因子になるかどうかわからないけれどとりあえず入れてみよう，などという場当たり的なものではなく，これは臨床的に交絡因子になりうる変数なので入れる，交絡ではなく中間因子なので入れない，などと自分が判断して決定すればよいのです。ただし，交絡因子が多すぎる場合，独立変数が多くなり数学モデルが不安定になってしまいます。たくさんのサンプル数があったほうが方程式のパターンが増えるのでモデルが安定するに決まっています。そのため研究で収集したサンプル数に応じた独立変数の数を決定しなければなりません。解析に必要となるサンプル数の教科書的目安として，

線形回帰分析では独立変数×15 例（全体の症例数），ロジスティック回帰分析では，独立変数×10 例（イベントの発生数）が必要となります。つまり，本文中の「ヘルニアの新メッシュ」に関する臨床研究例では，解析対象は 100 例なので，線形回帰分析を用いる場合は 100 ÷ 15 = 6.67 となり 1 つのモデルに挿入できる独立変数は 6〜7 個までとなります。ロジスティック回帰分析を用いる場合は，鎮痛薬を 5 個以上使用した症例をイベント発生と定義すると，実はイベントが発生した症例は 18 例しかありません。つまり，18 ÷ 10 = 1.8 となり，せいぜいモデルに挿入できる独立変数は 2 個程度となります。これではあまり意義のある分析ができているとはいえません。本文では練習としてあえて不自然な解析を行い，線形回帰分析とは明らかに異なる結果になってしまいましたが，なんとなく原因がおわかりになったでしょうか。

　サンプルサイズが少ないと，どうしても評価したい交絡因子が独立変数として挿入できなくなります。このような場合は，臨床的観点から優先順位の高い因子に絞り込む，相関の高い因子はどちらかを省略する，スコア化するなどして複数の変数をまとめる，などの方策が考えられます。ここの部分をいろいろと操作しすぎると，結局最初に述べたような落とし穴にはまることになるので，あくまで臨床的観点からの絞り込みを行い，結果としてモデルが安定しなければ論文中にその旨を記載して解析自体を中止するという決断をしなければならないこともあります。

筆者の解釈を Results に記載しない

　論文の"Results"では，客観的に結果のみを記載し，筆者の解釈や結論を入れてはいけません。結果が仮説のとおりだったのか，臨床的に合理的な結果であるかどうか，なぜこのような結果になったか，などの"解釈"は"Discussion"に記載します。このセッションで一番大切なのはずばり，「新メッシュは術後疼痛の軽減効果はなかったのかどうか」ということを真正面から議論することです。「有意差が出なかったんだから，効果はなかったんだろう？」という声が聞こえてきそうです。そうとは限りません。有意差が出ない理由について，**点推定値（point estimate）**と**区間推定（interval estimate）**という観点から考えてみたいと思います。

　今回の結果で記述した，鎮痛薬の使用回数の平均値（SD）は E 群と C 群でそれぞれ 2.70（±1.63），3.29（±1.65）（$p = 0.090$）という記載は，平均値という 1 点を示しているので「点推定値」といいます。点推定値は，効果の大きさ

4　Resultsを書く　| 147

を示す指標として便利です。だいたい両群間で 0.6 錠くらいの差があるのだと
イメージできます。しかし，この表記では推定の精度や誤差を知ることはでき
ません。たとえ，平均値の検定を行い p 値を得たとしても，p 値が大きかった
ということの意味が「効果がなかった」ことを示しているのか「推定の精度が
低い（ばらつきが大きい，不均一な集団をみている，サンプルサイズが小さい
など）」ことを示しているのか区別することができません。

なお SD（標準偏差）はサンプルサイズによって小さくなるとは限りません。
実際，表 4-2 をみておわかりのとおり，多くのアウトカムにおいて C 群のほ
うで症例数が多くなっているにもかかわらず SD は小さくなっていません。

そこで区間推定を示すという方法があります。一般的には 95%信頼区間を
表記します。95%ということの意味は単純に p 値の有意水準 5%を裏返しただ
けの 1 つの目安にすぎませんが，広く普及した概念です。95%信頼区間の意味
するところは「同様の研究を繰り返し行った場合，真の値が 95%の回数分（100
回研究したら 95 回）は信頼区間のなかに存在する」ということになります。す
なわち区間推定は推定の精度を表しており，効果の大きさと測定値のばらつき
具合がわかるということになります。「効果は大きそうだが，測定の精度が低
い」ということになれば，もっとサンプルサイズを増やして測定の精度を上げ
ることや，対象の集団をもう少し均一化して再検討してみる価値がありそうだ
な，という判断の目安になります。

5 Discussion を書く

Discussion は田中角栄流に攻める

しばしば，Introduction とほとんど同じ内容をなぞるだけの "Discussion"
を記載している論文をみかけますが，reviewer の印象を悪くするのでやめた
ほうがよいでしょう。有名なジャーナルに掲載されるような論文は Discussion
の書き方が秀逸なものが多く，非常に勉強になります。いろいろな分野の有名
なジャーナルの Discussion を乱読し，どのような議論を展開しているか観察
し，クールな論法は真似してみるのもよいでしょう。Discussion はあくまで
も，自分が行った研究に関する議論の場であることを忘れてはいけないと思い
ます。すでにわかっている一般論の解説に紙幅を割くのではなく，自分の研究

で得られた結果をどのように解釈し，臨床現場に役立てるのかを説明すること
が大切です。好みの問題もありますが，私自身は次節以降に述べるような流れ
で Discussion をまとめることが多いです。なお私は，過去に読んだインパク
トのある論文の Discussion の書き方を参考に自分なりに取捨選択し，1つのス
タイルとして確立してきたつもりになっていましたが，最近，臨床論文を連発
している気鋭の若手研究者から，「まったく同じ書き方だ！」と驚かれたことが
あります。同じようなことで悩んでいると，似たような結論に到達するのかも
しれませんが，さらにその後，あの有名な政治家 "田中角栄" の格言を目にす
る機会がありハッとしました。

> 「初めに結論をいえ。理由は，3つに限定しろ。わかったようなことを
> いうな。気の利いたことをいうな。そんなものは聞いている者は一発
> で見抜く。借り物でない自分の言葉で，全力で話せ。そうすれば，初
> めて人が聞く耳をもってくれる」

という格言です。医学に限らず，他人に話を聞いてもらうという難しいことを
突き詰めていくと，大切なのは "事の真偽" だけでなく "話のもっていき方" と
いう要素もあります。それには定型文を使うのではダメで，自分の言葉で真摯
に説明することが重要だということを説いたこの格言は，まさに医学論文にお
ける "Discussion" の書き方そのものを端的にいい表していると思います。

結果の要約と説明を段落で対応させる

では "角栄流" に Discussion を書いてみることとします。まず Discussion を
6つの段落構成にします。

第1段落で研究結果を要約します。ここではたくさんある結果のうち，3つ
をピックアップし，説明します（2つでも4つでもいいのですが，私は分量的
に1論文中の論点は3つくらいが最適だと思っていますし，角栄先生も3つに
限定しろとおっしゃっています）。もちろん，第1にプライマリエンドポイン
トについて書くことを忘れてはなりません。これを無視すると「こいつ論点を
すり替えやがったな……」と思われることになります。つまり3つの結果のう
ち，第1にプライマリエンドポイントを書き，その結果と関連の深い結果を2
つほど選んでストーリーを組み立てるのです。たくさんの結果を「あれもこれ
も」論じたくなる気持ちは理解しますが，**仮説検証型の研究でいえることは**

5 Discussionを書く | 149

１つのストーリーだけなのです。枝葉の部分はバッサリ切り落とすことで見栄えのよい Discussion になります。

記述例⑥ Discussion の記述例：重要な結果を 3 つ挙げる

本研究の結果より，以下の 3 つの重要な知見が得られた。第一に膵癌に対する術前化学放射線療法は重篤な感染性合併症を増加させないが術後在院日数は有意に長かったこと（①），第二に術前化学放射線療法群では R0（顕微鏡的遺残のない切除）症例が有意に多かったこと（②），第三に……ということ（③）である。

　次いで，第 2 段落から第 4 段落までを使って，ピックアップした①〜③の結果について議論を掘り下げます。第 2 段落ではプライマリエンドポイントについて，第 3 段落と第 4 段落は，それに関連して興味深い結果を説明し，自分の仮説の裏にはこのような病態生理が隠れているのかもしれないなど，ストーリーを展開します。文献を引用しながら，なぜそのような結果が出たのか，その合理性についても述べるとよいでしょう。似たような既存研究があれば，結果を比較してみることで自分の研究の成果が浮き彫りにされます。自分の研究の限界点や欠点については次の第 5 段落でまとめて述べることとし，ここでは存分に自分の研究がいかに優れているかをアピールするとよいでしょう。

・本研究はこれまでの研究と比較して最も多くの症例数を扱っている
・既存研究では対処できていなかったバイアスに対応している
・厳密なアウトカム測定，丁寧な交絡調整を行っており結果の信頼性は高い

など，研究計画がいかに熟慮されて練りあげられているかを説明します。研究の長所をアピールするといっても，あまり熱を入れすぎると反感を買うことになります。しばしば，結果が positive に出たからすごいとか，自分の施設や自分の国（？）の手術成績が良好だったからすごいなど，悦に入った Discussion をみかけることがありますが，そのような自己満足的な論述は読んでいてあまりよい印象を与えません。重要なことは，**結果がすごいかどうかではなく，"そのデータが信頼に足るものなのか" を謙虚に説明していくこと**なのです。科学的，医学的視点から結果は合理的なものなのか，そして患者の視点から結果をどのように診療に役立てるべきなのかを述べる場であり，自分の技術や病院の自慢話をする場ではないのです。また主要なアウトカムで思ったような差

150　第 4 章　実行編 1　臨床研究を論文にする

が得られなかった場合でも，副次的なアウトカムで優越性をアピールするような論述は控えたほうがよいでしょう。

たとえば，

「今回の研究結果では，新規術式 A の有効性は主要なアウトカムで negative であったが，一部の副次的なアウトカムはよい傾向であった。A は有望な治療であり，今後大規模な前向き研究により有効性を明らかにすることが望ましい」

などの記述をしばしばみかけることがあります。まず，有意差が出なかったときに「傾向がある」などと表現することを規定で禁止しているジャーナルがあります。外科系雑誌のなかでも最高峰の impact factor をもつ「European Urology」という雑誌には結果の報告に関するガイドラインがあり，ここでは p 値が 0.07 だったような場合に「傾向がある」「有意差に近い」などという表現は避けるように明記されています。

また，「大規模な研究をやるべきだ」などの定型文を好む著者もいますが，いかにもその場しのぎの言い訳でお茶を濁している印象を与えます。これは，自身の研究の価値を貶める発言でもあり，苦労して協力してくれた共著者の方々にも失礼な行為です。

むしろ，「これだけ丁寧にデザインを考え，厳密に研究を実施した結果，主要なアウトカムでは negative な結果であり，新規術式の有効性は示されなかった」と素直に記載するほうがほかの外科医にとってより価値のある情報になります。新規術式のほうがかなり成績が悪かったということになると倫理的な点で考えものではありますが，想定されたアウトカムにおいて差が検出されなかったという場合は，そのほかのアウトカムについても正確な情報提供を行ったうえで，その新規術式を是とするかの判断は読者にゆだねるということも必要でしょう。「結果的には主要なアウトカムは negative だったけれど，手術のコストが安く済みそうだ」とか「手術時間が短縮できそうだ」「難しい手技がストレスなくできそうだ」などの判断から，読者である外科医が各々の診療に取り入れるべきを取り入れ，切り捨てるべきを切り捨てればよいのだと思います。そのためにも，余計な言い訳や誘導のない，真に科学的なデータを追求した姿勢というものをみせることが，読者の信頼を勝ち得るという点において何より重要です。角栄先生にいわせれば，「わかったようなことをいうな。気の利いたことをいうな。そんなものは聞いている者は一発で見抜く」ということなのです。

5 Discussion を書く | 151

Limitation の書き方で力量がわかる

　第5段落では研究限界（Limitation）を述べます。この段落の書き方をみれ
ばだいたいこの著者の臨床研究に対する造詣の深さが読み取れてしまいます。
自分自身の研究の限界をどれほど客観的に俯瞰できているか，これはなかなか
奥深い問題です。一方ではこの研究は価値があると主張しておきながら，でも
ここは欠点ですと一歩引く。このバランス感覚を踏み外した論文は「いったい
何がいいたいのか？」と読者を不安に陥れるのです。やっぱりここでも「気の
利いたことをいうな」という格言は正鵠を射ているように思います。

　この段落では研究デザインで除去しきれなかったバイアスや統計学的に調整
しきれなかった交絡について述べるとよいでしょう。外科手術に関する研究で
は，測定の正確さ，ブラインド化，介入の質のばらつきなどが問題となること
が多いです。また，サンプルサイズが十分に確保できていない場合もあるで
しょう。この中で，重要なものを2つほど選んで述べます。

　たまにこの Limitation に Discussion の半分以上の紙幅が割かれているよう
な論文を査読することがあります。Discussion の冒頭では「重要な結果を3つ
挙げる」こととしましたが，それに対して Limitation が4つも5つも書かれて
いると違和感があります。

　　「この研究にはいくつかの限界がある。第一に単施設の後ろ向き研究であるこ
　　と，第二に手術の質が術者によって差が大きいこと，第三にサンプルサイズが
　　少ないこと，第四に長期のフォローアップがされていないこと，最後に，これは
　　大学病院のデータであり一般病院に当てはまるかどうかは不明であること……」

などと定型的な文言で Limitation を列挙していく著者をみかけます。これだ
け書かれると，著者はこの研究の意義や価値があまり高くないということを自
ら認めているようにしか思えません。数をたくさん列挙するのではなく，1つ
か2つの Limitation でよいので，丁寧に事情を説明すると好感がもたれるで
しょう。たとえば，安易に「術者が複数おり，手術の質にばらつきがある」な
どと一文で済ませるのではなく，「今回の研究では術者は5名が担当している
が，全員が専門医を取得しているので一定の質は保たれていると仮定してい
る。しかし，それでも特定の部位の縫合の方法には偏りがあると考えられた」
など，なるべく丁寧な説明を付与すべきです。

　また，あまり深く考えずに臨床研究を実施し，「後ろ向きだから悪い」「サン

152 ｜ 第4章　実行編1　臨床研究を論文にする

プルサイズが小さいから悪い」などといわれると，「そう思うなら最初からそんな研究をするな」といいたくなります。実は，このような Limitation の書き方を "pseudo-limitations" といい，望ましくない報告の仕方であるとする editor もいます。そもそも，これまで本書では単施設のいわゆる後ろ向き研究の問題点である交絡やバイアスについて学び，研究デザインを工夫することでいかに質を高めるかということを議論してきたはずではなかったでしょうか。漠然とした総論的な記述は避けて，より具体的な Limitation に絞って記載すると読んでいて安心感があります。つまり，**その研究において問題点になりうる重大な交絡やバイアスがなんであり，それが十分に測定され，調整できているかを考察し述べる必要があります。**

　ここでも，角栄先生の格言「借り物でない自分の言葉で，全力で話せ。そうすれば，初めて人が聞く耳をもってくれる」を思い出し，自分の考えをしっかりと述べることを忘れてはいけません。

　さらにテクニック的なことではありますが，物事には二面性があり，短所は長所の裏返しであるといえます。しばしば，古典的な就職面接のテクニックとして，「自分の欠点は何か」との問いに対して「心配性すぎることです」とか「自分のことをあとまわしにしてしまうことです」などと回答し，その反面，「物事を慎重に進める人間です」とか，「自分は周りとの調和や助け合いを重んじる人間です」ということをアピールする手法などがあります。それと同じように，**医学論文も Limitation の段落を利用して実は研究の利点をアピールしている，**という書き方もできます。

> 「この研究の限界として，サンプルサイズが小さく，仮説検証に必要な統計学的検出力が十分に得られなかったと考えられた。点推定値では，約 0.6 個の鎮痛薬の使用数が減少しており，臨床的には意義のある差が得られる可能性があるが，この場合，検出力は 55 ％程度となり，第二種過誤の可能性は否定できない。しかしながら，この新メッシュに関する論文報告は本報告以外に 2 つしかなく，いずれも対照のない小規模な症例集積研究にすぎない。本報告は既存研究のなかでは最大のサンプル数を集め，丁寧な交絡調整とともに従来法との比較を行った意義深い臨床研究である」

などと，Limitation といいつつ，実は研究の長所をアピールしてしまうというやり方です。さらに高度なテクニックとしては，あえて Limitation の 1 つを"述べない"でおくという手段もあります。おそらく Limitation が適切に述べ

5　Discussion を書く　｜　153

られていないことだけを理由に最初から reject されることはまずないと思われます。致命的な Limitation があれば，いくら Discussion にそれが書かれていても reject されてしまうわけで，やはり全体のバランスが評価されるわけです。そこで，指摘しやすい Limitation はあえて残しておき，むしろ reviewer に指摘していただき，それに応じる形で加筆するという「誘い込み」という手段をとる上級者がいます。これは，reviewer の心理を突いた有効な手段であるといわれています。最初から「これは Limitation です」と宣言されて5個も6個も総論的な理論武装をされてしまうと，むしろそんなに問題点があるなら reject しようかなという気分になってしまうのですが，逆に指摘しやすい論点が存在すると，「よく書けている論文だけど，1つ重要な見落としがあるな，ここをクリアしたら accept にしようかな」という気分になるものです。reviewer とのやり取りは Limitation に関するものが多くなります。思わぬ指摘を受けてうろたえることのないように，上手に議論の中心を自分のテーブルに誘い込むことが重要なのです。

　最後に第6段落は，研究の結論を述べます。ここで論理が飛躍する人がたまにいますが，やはり落ち着いて謙虚に記述をしましょう。reviewer のなかには，Discussion の中身を読む前に，まずこの Conclusion を読むという人もいます。研究の目的とずれた結論が書かれているとそれだけで評価がガタ落ちです。Conclusion を記載する前には，必ず研究の「目的」を確認してみましょう。目的に対する答えが Conclusion なのです。最後の最後で失敗のないように慎重に言葉を選び，せいぜい2つくらいのセンテンスでまとめることをお勧めします。しつこいようですが，この Conclusion の部分に「今後大規模な前向き研究が必要である」などという定型文を入れることは，何の意味ももたないどころか，結論としてこの論文を読んでも"あまり意味がない"と受け取られかねませんので，避けたほうがよいでしょう。

　段落構成をまとめると以下のとおりになります。

154　第4章　実行編1　臨床研究を論文にする

ここまでのまとめ

(1) 第1段落：研究結果の要約。3つの重要な結果を提示
(2) 第2〜4段落：その3つの結果に対応して段落を作り議論する
　　既存研究を比較し，なぜそのような結果が出たのか，本研究の利点・特徴を意識して記載
(3) 第5段落：研究限界
(4) 第6段落：結論

6 投稿後・reviewerとの闘い

　現在，国際ジャーナルへの投稿はほぼすべてオンラインで行います。書類を郵送していた時代と比べれば手続きも格段に楽になったのでしょうけれど，オンラインでの投稿も最初は戸惑いながら進めていき，最終的に"submit"のボタンをクリックするまでにかなりの時間を要するものです。最初は経験者にみてもらいながらファイルのアップロードなどを一緒にやってもらうとよいでしょう。投稿が完了したのもつかの間，書類の不備ですぐに突き返されることもあります。あわてずに投稿規定を熟読して対応するようにしましょう。
　論文がacceptされるまでの工程は出版社によって多少の違いはありますが，おおむねは，

① 投稿
② editorの判断（査読へまわすか，rejectするか）
③ 査読にまわった場合は3〜4名のreviewerにメールで依頼が送られる
④ 査読結果が著者に返信される（rejectかrevisionか）
⑤ 必要な修正を加え再提出し再度査読を受ける
⑥ ④と⑤を繰り返し，rejectか，再revisionか，acceptかが決定する

という流れになります。
　初学者が一番受け取ることの多い結果は"reject"でしょう（笑）。事実私もこれまで何十回もの"reject"メールを受け取った経験があります。メールの内容は「論文の内容は大変おもしろいのですが，紙幅の制約上どうしても載せ

るスペースが確保できないので……」といったことが書かれています。就職活動におけるお祈りメールなるものを彷彿させる文面です。revision に引っかかったら，チャンス到来です。なんとしても accept を勝ち取りたいところです。⑥の過程は通常 3 回程度で済むのですが，私の経験で最大 5 回のやり取りでなんとか accept にこぎつけたものがあります。しかし耳にした話では 4 名の reviewer と 4 回のやり取りを行ったのち，さらに統計家の査読というものが 3 回あり，accept を手にするまでに 1 年ほどかかったという苦労話もあるようです。

　たまに，④査読結果の返信にやたらと長い時間がかかることがあります。私の経験では③から④の工程に 4 か月以上かかったことがありますし，とある有名ジャーナルに論文を投稿したところ，まったくの別人が書いた論文の査読結果が返信されていたことがあります。知人に聞いた話によれば 6 か月ほどかかったあげく，問い合わせをしたら翌日 reject のメールが来たというひどい話もあります。有名な一流誌でも編集局は非常に多くの論文を扱っているため，うっかり処理を忘れていたということもあるようです。2 か月経っても返信がない場合は，問い合わせのメールを送ってもよいのです。問い合わせすることと論文の accept にはなんの関連もないので，積極的にお伺いを立ててみるとよいでしょう。

reject の返事が来たら

　初学者が reject を受け取ったときに最もよくない反応は，reject にショックを受けてモチベーションが下がり，何か月も手つかずになってしまうことです。臆することなく，気持ちを切り替えてさっさと次の雑誌に投稿しましょう。私の元にも年間 10〜20 本くらいの査読依頼のメールが届きますが，多くの reviewer は忙しい臨床業務，研究生活の中でほぼボランティアに近い査読を引き受けているわけです。投稿者としては苦労して一生懸命書いた論文を，「おもしろくない」などのコメントをつけられて reject されるのは非常につらいことだと思うのですが，査読する側も「忙しい合間に時間を作って読んでやったのに，つまらない論文書きやがって」と感じているかもしれません。序章で述べたように，臨床研究とは研究者の興味を掘り下げていく作業そのものなのです。深く掘り下げていけば深みのある論文ができあがりますが，興味のない人からするとその作業は退屈に感じることでしょう。これは人間の興味が

156　第 4 章　実行編 1　臨床研究を論文にする

どこにあるかという問題であり，趣味の合わない人間にいくら自分の興味を押しつけても嫌がられるだけなのです。医学論文は科学的に評価されなければなりませんが，どうしても人間同士のやり取りですから最終的には好みに合うかどうかに帰結します。ですから一生懸命書いた力作が，たった数行のコメントで reject されてしまった！ しかも reviewer の指摘は見当違いで，中身をきちんと読んでいないじゃないか！ などという経験は，一流の研究者レベルでももっているはずです。そういった場合は，いちいち落ち込まずに，運悪く好みの合わない reviewer にあたってしまったのだとあきらめて，すぐに次に進みましょう。幸いなことに，世の中に医学雑誌は山ほどあります。これは学問の多様性を担保するうえで非常に重要なことです。

reject に付随したコメントに対応すべきか？

reject には 2 通りがあり，editor の段階で reject される場合（editor kick ともいわれる）と，editor から reviewer にまわされ，結果的に reject される場合です。後者の場合は，査読結果が添付されてくることが多いです。では，この査読結果に沿って原稿は修正すべきなのでしょうか？

まず，reviewer が論文の中身をきちんと読まずに reject したな，と感じた場合には誤字脱字の類を除いては原稿を修正する必要はなく，さらには雑誌のレベルを下げずに（投稿雑誌の impact factor を下げない，または上げてもよい）チャレンジしてみるのも 1 つの方法です。実際に，私の経験でも最初に reject された雑誌よりも impact factor の高い雑誌に accept されたことがあります。このように，**気まぐれな reviewer の意見に右往左往する必要はありません**。

要注意なのは，reviewer がしっかり内容を読んだうえで比較的好意的なコメントを書いていると感じた場合です。客観的にみて建設的なアドバイスが含まれている査読結果を受け取った場合には，次の雑誌に投稿する前に可能な限りそのコメントに対応して論文を rivise すべきといわれています。なぜなら，同じようなレベルの雑誌に提出していると，同じ論文が同じ reviewer にまわされることが"それなりの頻度で"あるからです。reviewer からすると，同じ論文が違う雑誌の編集部から査読依頼が来たという場合，一度は読んでいる論文ならばそれほど負担がなく査読を引き受ける傾向にあります。その際に，「なんだよ，前回いくつかアドバイスしてあげたのにまったく変わってない

じゃないか……」ということになると，再度 reject にしたくなってしまうものです。逆に，きちんと対応していることがくみ取れた場合には「うむ，まあそれほどインパクトがある研究でもないが，著者のがんばりを評価してもよいか……」となるかもしれません。やはり人間同士のやりとりですから，学問に対する真摯な姿勢や研究への熱意というものが査読結果に影響することは間違いありません。

　もちろん，対応不可能な完全否定的コメントもあります。たとえば「新規性がない」とか「結果がおもしろくない」などというコメントが返ってくることがありますが，いくらカバーレターや Introduction で論文の意義を強調してみても限界がありますので，この点はそれほど気にする必要はありません。あまり深く考えずに次の投稿雑誌を探しましょう（コラム⑪参照）。

　なお，絶対にやってはいけない"禁忌"は，reject の付随した指摘を受けて，研究方法やデザインをあとから変えてしまったり，結果をねつ造したりすることです。前述のように，同じ reviewer に論文がまわる可能性も高く，その場合不正行為として告発されることもありえます。このような不正行為が明らかになれば研究者として取り返しのつかないダメージを受けることになります。

column ⑪　査読で「新規性がない」といわれたら……

　研究に「新規性」を求める声は多いです。実際論文を執筆しても「新規性がない」という一言で reject されたことがあります。あるときには reviewer に「同じような論文があるだろう」と，ご丁寧にもいくつかの論文を紹介していただいたこともあります。しかし，これらの指摘はあまり気にしないことです。真に新規性のある論文などは PubMed を検索してもごくわずかしかないのではないかと思います。おそらく1％もないのではないでしょうか。逆に新規性を追求するあまり奇をてらった論文を書いたとしても，今度は「信用できない」と reject されるでしょう。論文の採否を決定する editor にはいろいろな判断基準があるのだと思いますが，そのときの興味や，世の中の流れというものも濃厚に影響すると思われます。最近は patient centered outcome, national database, big data analysis, propensity score matching, population based study などのキーワードが外科領域の臨床研究でもてはやされている印象です。このような流行りの用語をかなり無理に使用し

ている論文もたくさんみかけますが，そういう論文がやはり accept されやすいのかもしれません。雑誌としても時流に乗っているところをアピールしたいのかもしれません。ですから reject の理由として新規性がないなどと記載されていてもおそらくそれは方便なのだと解釈し，あまり気にせず次にトライしていくことをお勧めします。

7 revise 原稿を書く

査読の結果，"revision" に引っかかったら，すぐに response の作成に取りかかります。response はなるべく早いほうがよいといわれています。何度もいうようですが，reviewer は通常ボランティアであなたの論文を読んでいます。忙しい仕事の合間に時間を確保し，場合によっては母国語でもない英語で返信を書いているわけです。まずはその点に対するリスペクトをもって真摯に返信するという姿勢が必要です。

まず revision には "major revision" と "minor revision" があります。minor revision は，かなり accept に近いと判断してよいでしょう。reviewer の評価がよく，accept にしてもよいが，少し追加で情報を出してほしいとか，わかりにくい表現を改めてほしいとか，ケアレスミスを修正する程度の要求が主で，結果的には 1 回の response で accept になることが多いです。しかし実際には "major revision" で返ってくるケースが圧倒的に多く，この場合は慎重に対応しないと reject にされてしまう可能性も十分にありえますので油断してはいけません。

すべてを受け入れる必要はない

査読後に著者から返ってくる "response letter" をみていて残念に思うのは，accept を手にしたい一心で reviewer の指摘をそのまま受け入れて論旨を大幅に書き直しているケースです。議論が苦手な日本人は，特にその傾向が強いといわれていますが，reviewer は何もすべて自分のいうとおりに書き直せと要求しているわけではないのです。通常，1 つの研究結果から幾通りものストーリーが考えられます。そのなかで自身が確からしいと感じるストーリーを

7 revise 原稿を書く | 159

Discussion で文献的裏づけをとりながら説明していくわけですが，reviewer には reviewer なりのストーリーが別にあるわけです。そのようなときに，「たとえばこんな考え方もできないか？」と提案している場合もあります。reviewer の意見が自説を引っ込めて採用するほど優れているとは限りません。reviewer が必ずしもその道のエキスパートであるとは限りませんし，論文の著者ほどは時間をかけて既存研究などを調べているとは思えません。査読をする側からみると，最低でも 2，3 点はコメントを出したいという思いもあり，あまり突っ込むポイントがないと，少々重箱の隅をつつくようなことをせざるをえない場合もありますし，なんとなくその場の思いつきでコメントを出す場合もあるでしょう。reviewer が大した推敲もせず出したコメントに対して，「はい，そのとおりです。そのように書き直しました」などとあっさり返されてしまうと，「おいおい，この著者は本当に大丈夫か？」と心配になります。かといって，せっかくの指摘に対してまったく聞く耳をもたないとなると，それはそれで「こいつ，思い込みの激しいタイプだな……」と印象を悪くするのも事実です。ここは**査読結果全体におけるバランスというものを熟慮しながら，しっかりと反論すべきは反論し，受け入れるべきは受け入れて，revise 原稿を作成しなければなりません。**

全体のバランスを考える

なかには，非常に押しつけがましい reviewer もいて，ここはこう書き直すべきだ，この点を Discussion で触れるべきだ，といった自説を 5 個も 10 個も出される場合があります。本当にすべての指摘に対応したら論文が 2 倍くらいの分量になってしまうのではないかと心配になるほどたくさん指摘してくださる reviewer にあたってしまった場合はどのようにしたらよいでしょうか？ あわてててすべてのコメントに対応して，自分の論文の Introduction や Discussion を長々と修正することは好ましくありません。こういうものこそ"蛇足"というのでしょう。論文の revise では，均整のとれた原稿量と章立ての構成を維持するという美的感覚も重要です。

このような場合，**別の reviewer のコメントを利用する**という方法があります。たとえば，「reviewer 2 の指摘 A は私も興味がある議論ですが，この点に関しては reviewer 1 が指摘しているように，まだあまり分子生物学的な裏づけのない推論であり，今回の研究結果と直接的な関連が少ないため，紙幅の

160 ｜ 第4章 実行編1 臨床研究を論文にする

都合も考慮し今回は割愛させていただきたいと思います。しかしながら，指摘Bに関しては非常に重要な指摘でありDiscussionに追加させていただきました」といった返し方です。

　また，追記すべき事柄が増えてきた場合には，もともとの原稿でreviewerがスルーしている議論があれば，そちらを割愛して全体のバランスをとるということも可能です。本来，revise原稿ではreviewerに指摘を受けていないセンテンスを勝手に修正してはいけないという決まりがありますが，実際にreviewerのコメントに対応しているとDiscussionの流れや段落構成に違和感が生じることも多いのです。そのような場合には，堂々と同様に「reviewer 2の指摘CとDは検討すべき重要な内容であり，その詳細につき文献を引用しDiscussionに追記しました。その反面，もともとの原稿で記載していた○○に関する考察はこれらと比較して重要性が高くないと判断し，紙幅の都合もあり，割愛することとしました」などとresponseで対応すればよいのです。

指摘された意味や場所が不明瞭な場合は，質問を返す

　たまに，英語の問題なのか，知識の問題なのか，何をいっているのかわかりにくいコメントがついてくることがあります。reviewerが英語を母国語としていない場合も多いので，わからなくても恥じることはありません。いいかげんに迎合して見当違いの修正を出すよりも，「あなたのご指摘はこのような意味ですか？　だとすれば，このように考えます」と正直にresponseしてよいと思います。

　しばしば，自分の扱っている疾患について違和感のある専門用語で指摘を受ける場合もあります。このようなときは，先方が用いている用語の定義や，文脈を丁寧に問いただしてみると，「実は私はその疾患の専門家ではないのでよくわからないのだが，云々」と先方が弱腰になってくることもあります。要するに，あまり身がまえることなく，相手のいわんとする真意が何かを理解したうえで，誠実に回答がなされていることが何より重要です。

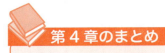

第4章のまとめ

(1) Introduction は完璧なロジックを組み立てよう。
(2) Patients and Method では PE (I) CO に沿って調査する対象・項目・アウトカムを記載する。そのうえで，統計学的手法について記載する。
(3) Results は自分の解釈を入れずに Method で記載したアウトカムに対応して率直に結果のみを記載する。
(4) Discussion では田中角栄の名言を忘れずに。
(5) reviewer の指摘をすべて受け入れる必要はない。全体のバランスを考えて論文の構成を乱さないように注意する。
(6) reject されても気にしない！ 捨てる神あれば拾う神あり。

第5章 実行編 2

ランダム化比較試験の功績・観察研究の利点

　これまで本書では，若手外科医の立場からみた手術に役立つ臨床研究に焦点を当て，若手外科医が自分自身で企画する臨床研究について「計画の立て方」「論文の書き方」を考えてきました．必然的に，観察研究や小規模の介入研究が主なターゲットでした．そこで，この章ではいったん立ち止まって，"外科医が追求すべきEBM（evidence based medicine；根拠に基づく医療）"という少し大きな話題について掘り下げていきたいと思います．

　現在の臨床研究の潮流を理解し，自分が何を目指したいのかを明確にすることも必要です．ここでは実行編として，若手の外科医が企画する臨床研究とは対極に位置する"大規模臨床試験を主導する臨床医"の視点から「手術に役立つ臨床研究」について考えてみることとしましょう．

臨床研究の叡智
プラセボコントロール・ダブルブラインド・ランダム化比較試験

　これまで，手術という特殊な介入の効果を科学的に評価するための方法論について述べてきました．介入の効果を評価するには，対照との比較によって議論が成り立つこと，そしてその"比較の妥当性"を担保することの重要性について述べてきました．第3章では，

- 交絡を調整するために，ランダム化を行う
- 情報バイアスを予防するために，二重盲検化（ダブルブラインド）を行う

ということを説明しました．また，デザインで調整できない交絡が残存している場合には統計学的に"調整"を行うことでより科学的検証力を高めることができると説明しました．しかし，外科手術をテーマとしたダブルブラインドランダム化比較試験を実行に移すとなると，実に多くの障壁が待ち受けていま

す。一介の外科医が自分の研究疑問（RQ）を解決するための臨床試験を計画，実施，解析，発表まで遂行するというのは，外科人生の半生をかたむけても成しうるかどうかの大事業であるといっても大げさではないでしょう。それほど自説を科学的に検証する作業には大きな労力と犠牲を要するのです。

　さらに，本書ではこれまで扱っていませんが，薬剤の効果を評価する臨床試験においては対照に"プラセボ"（見た目は同じ剤形をしているがターゲットとなる有効成分が含まれていない試験薬。偽薬と呼ばれることもある）を用いた"プラセボコントロール群"を設計することがあるということはご存じのことと思います。では外科手術の効果を評価する臨床試験において，プラセボコントロール群というものは必要なのでしょうか？ 必要だとしたら，そのような臨床研究の実施は可能なのでしょうか？

　臨床試験は医師だけでなく社会にとっても重要な役割を担っていますが，数多ある臨床疑問（CQ）に対して適切に臨床試験が実施できる十分な環境が整っているとはいえません。特にわが国では欧米先進国や一部のアジア諸国と比較しても，公的・私的な資金力，専門職の育成，行政の制度設計などいろいろな面で遅れをとっているといわれています。しかしそれでも，現在の臨床試験体制が形作られるまでには，諸先輩方の大変なご苦労があったことを忘れてはなりません。1990年代から2000年代にかけては，特に腫瘍外科の領域で臨床試験は大きな発展を遂げました。具体的には乳癌，大腸癌，胃癌の術後補助化学療法の有効性を検証するために計画・実施されたN・SAS試験はわが国の医療業界に大きな衝撃を与えました。それまで，少数患者を対象とした治験によって認可された抗がん剤は，確たるエビデンスもないままに湯水のごとくに乱用され医療財政を圧迫していました。ここには製薬企業と医師のズブズブの馴れ合いのなかで無計画な投与が行われてきたという側面もあったことでしょう。しかし，一部の心ある臨床医と製薬企業の社員，そして官僚がそれぞれの立場で適正な医療というものを科学的なエビデンスという視点から追求するために，わが国初の大規模な臨床試験を実施するに至るのです。この試験を実施した医師らは，病院現場でのカルテ調査やモニタリング，入力の督促などを行い，同じ臨床医から露骨に嫌われたといいます。また製薬企業にとっては，当時ドル箱であった抗がん剤の有効性について臨床試験を行うなどということはまさに崖っぷちの企業生命を賭けた真剣勝負になりました。官僚にとっても既得権益との戦いは神経を消耗したことでしょう。このようなリスクテイクをおそれず，真摯にチャレンジを続けた外科医たちの功績が現在にも受け継がれて

164 ｜ 第5章　実行編2　ランダム化比較試験の功績・観察研究の利点

さらに発展しています。N・SAS 試験を取材したドキュメンタリーとして書籍『N・SAS 試験—日本のがん医療を変えた臨床試験の記録』(小崎丈太郎著：日経メディカル開発，2013) から，当時の雰囲気を感じることのできる記載を一部引用させていただきます。

- 国立がんセンターを牽引し ＜中略＞ 総長を務めた阿部薫は，「UFT (抗がん剤) は本当に効いているのか」と疑問を持った医師の 1 人でした。「術後補助化学療法にこんなに使われている。でも効いていなかったら，大変なことだと思った」＜中略＞ 数 100 億円という単位で使われていた抗がん剤の効果を医師が疑問視している……。これが 1990 年代半ばまでの日本のがん医療の現実でした。＜中略＞深まる薬への不信とともに，薬剤費抑制を医療行政の中心柱としたいという厚労省の思惑……。こうしたいくつかの支流が合流して生まれたのが N・SAS 試験でした。(同書 pp15-16 より引用)

- 国立がんセンター東病院名誉院長の海老原敏は 86 年に大腸がんに罹患する。内科医は抗がん剤の使用を勧めたが，海老原はこれを拒否した。「当時の抗がん剤といえば効いているのか，患者を苦しめているのか分からない代物だった」。日々がん患者に接する専門医の頂点に立つ医師ですら，このような認識だった。(同書 pp166-167 より引用)

- 当時の日本の臨床試験の印象は一言でいうと「科学的でない。儀式だ」というものだった。「形式に沿ってデータを出せば厚生省 (当時) は何も考えずに承認していたという側面もあった」(同書 p70 より引用)

- 施設を訪れて行うモニタリングを施設訪問モニタリングというが，その役をエプス東京の社員に交じって渡辺も行った。＜中略＞ 症例報告書を書いてくれとお願いしつつ，その内容に誤りがないか，医療現場に押しかけてカルテを直接閲覧する。この行為は医師間の信義を重んじてきた日本の医療風土にとっては異質のものであり，総じて訪問者は歓迎されなかった。閲覧している傍らでその医療機関の医師らが「いい気なものだ」と言い放つこともあった。(同書 p101 より引用)

- 「外科医も参加させたい」と主張する大鵬薬品側は，その場で，乳がん・大腸がんに 1 年遅れて胃がんを対象に始まる N・SAS-GC 試験の中心となる癌研の中島聰總など 9 人の外科医の名前を挙げた。西條は，中島については「問題ない」としたが，ある医師については「好ましくない」と

1 臨床研究の叡智 **165**

排除したいそぶりを見せた。当時，抗がん剤の評価をめぐっては「この先生に依頼すれば，抗がん剤が有利と判断を下してくれる」と噂される医師が数人存在したが，西條が敬遠した医師はそうした噂がつきまとう医師だった。西條は，阿部の意向として，「研究班は内科医を中心として組織したい」と話し，外科医を増やすことに気が乗らなかった。（同書 p56 より引用）

- N・SAS 試験の結果は，UFT を術後補助療法に使用する医療行為に科学的な根拠を与えることになった。UFT の使用は間違っていなかったのだ。しかし，それ以上により大きな財産を生んだ。レベルが高いエビデンスを得るためには，医師，行政，製薬会社，患者，そして，臨床試験の専門家の参画と相互監視が必要となる。そのために何をしなければならないのかについても，N・SAS 試験の軌跡は物語っている。（同書 p26 より引用）

2 CAST study の衝撃

　あえて外科の臨床研究から離れて，もう少し臨床試験，特にランダム化比較試験（RCT）について考えます。EBM というものは RCT の存在なくして語ることはできませんが，そのことを端的に示した "伝説の RCT" といえば Cardiac Arrhythmia Suppression Trial (CAST) study ではないでしょうか。この論文はオープンアクセスとなっており web で PDF ファイルをダウンロードして無料で読むことができますので，ぜひ原文をご参照いただければと思います。この臨床試験は不整脈を有する患者に抗不整脈薬を投与すると心血管イベントによる死亡を減少させるかどうかを検証した RCT です。抗不整脈薬の encainide，flecainide の投与患者と，それぞれ 1：1 でプラセボコントロールがセッティングされました。結果は驚くべきことに，抗不整脈薬を投与した群が 43 例：16 例（$p = 0.0004$）で死亡が多く，不整脈関連の死亡に限っても 17 例：5 例（$p = 0.001$）と明らかに投与群が不良だったのです。しかも，この試験は抗不整脈薬の有効な患者を選択的に登録していたにもかかわらず，です。

　この RCT を行うにあたっては，倫理的な問題がかなり議論されたようです。不整脈を抑制すれば心臓死は減るに決まっている，それなのに，プラセボ群に割り付けされた患者は明らかな不利益を被ることになる。人体実験に近い臨床

研究はすべきではないというわけです。しかし最終的にRCTは敢行され，**多くの医師の常識を覆す結果**となりました。結果として不整脈薬の乱用に警鐘をならし，埋め込み型ペースメーカーという少し侵襲的な治療の発展につながりました。このことから得た教訓は，「多くの臨床家が常識だと信じて疑わないことでも，臨床試験をしっかり行って確認していくことがいかに重要か」「エキスパートオピニオンに追従する姿勢がいかに危険か」ということでした。

似たような例として有名なものではACCORD試験*やWHI試験**などがあります。このように当初の想定と逆の結果が出る，または有効と思われていた治療がまったく無効であったという研究例はほかにも存在します。**医師の裁量にまかされていたグレーゾーンが臨床試験（主にRCT）によって社会からも厳しく評価されるようになったのです**。悪くいえば，それまでの医師の裁量という範疇には製薬企業の影響力も大きく関与していましたが，そのようなものをできる限り排除し真に科学的な有効性評価を受けた治療法が生き残るという時代が到来したのです。

3　外科領域の臨床試験におけるランダム化とダブルブラインド

話は外科領域の臨床研究に戻ります。N・SAS試験によって手術後に投与する抗がん剤の有効性がわが国からのエビデンスとして世界に発信することができました。現在でもさまざまながん種で術前，術後の抗がん剤のレジメンに関する臨床試験が進行中です。ここで，外科手術に特化した臨床試験におけるランダム化とブラインドについて考えてみたいと思います。

ひとくちに外科領域の研究といっても，序章で説明したとおり，大きく3つのタイプがありました。異なる2つ以上の術式を比較する"職人系"研究，周術期管理やチーム医療に関する介入を評価する"部活系"研究，そして外科手術と保存治療を比較する"懐疑主義系"研究です。N・SAS試験のように術前後に抗がん剤を投与する補助療法の有効性を評価するような研究は，このなかでは"部活系研究"にあたります。この種の研究では評価する介入が手術その

---

* ACCORD試験：糖尿病の強化療法が心血管系イベントを低減させることを示すために設計されたが，死亡率は増加したため早期中止となった臨床試験。
** WHI試験：閉経後女性に対するホルモン補充療法（HRT；hormone replacement therapy）の有益性を検証する臨床試験であったが，冠動脈疾患や乳癌の発生の増加により中止された。

ものではなく，周術期の管理方法などに焦点があてられているためランダム化，ダブルブラインド，さらにはプラセボコントロールなどの実施可能性が十分にありそうです。しかし，職人系または懐疑主義系の臨床試験はどうでしょうか。

● 手術に関する臨床試験とランダム化

　まず一般的な知識としてランダム化の方法には，単純ランダム化，ブロックランダム法，最小化法などさまざまなものがあり（これらに関しては成書を参考にしていただきたいと思いますが），いずれの方法をとるにせよランダム化において最も大切なことは，割り付けの結果が予測できないようなシステムを作ることです。これを**割り付けの隠蔽 (allocation concealment)** といいます。特に単施設の研究では，単純ランダム化以外の方法をとると，それまでの割り付けパターンから次の症例の割り付け結果が予測できてしまう可能性があります。かなり前の話ですが，ある研究では同じ医局内の若手外科医に割り付けをすべてまかせてしまっており，データの中身をみてみると，登録日順に治療 A と治療 B が完全に交互に割り振られていました。つまり自分が次に登録する患者がどちらに割り付けられるかが予測できてしまいます。こうなるとどうしても外科医の心情的に「患者の体格やキャラクターから手術がやりにくそう」などと感じた場合に，次の登録患者が有効性を証明したい新規治療のほうに割り付けられることがわかってしまうと，あえてその患者に臨床試験への参加協力の話をしない，などというコントロールをしたくなってしまいます。RCT の質を評価する際にも，この割り付けの隠蔽は必ずチェックされますので，臨床試験に登録をした主治医に対して割り付けの隠蔽が保たれていたということを論文に明記する必要があります。単純なランダム化であっても単施設で実施する場合は，たとえば事務職員に謝礼を支払って乱数表の管理をさせるなどの工夫をする必要があります。あとで述べますが，もし主治医と患者双方に治療内容がブラインドされている（ダブルブラインド）場合は，主治医はこれまでの割り付けパターンを知らないはずなので，この割り付けの隠蔽の問題は自動的にクリアできていることになります。また多施設の共同研究では，独立した研究事務局に常時ランダム割り付けを担当する事務職員を常駐させておき，研究者が電話で結果を問い合わせる方法や，web サイトのプログラムに必要事項を入力し割り付けを行い結果が通知される方法がとられており，「中央割り付け」などと呼ばれています。この方法であれば割り付けの隠蔽は保たれていると判断されます。余談ですが職人系の RQ では手術室に入ってから，

または手術がある程度進み，目的とする手技が実施可能かどうかを確認してから，ランダム割り付けを行うような臨床試験もあります。この場合は，無駄に手術時間を引き延ばすわけにもいきませんので電話で割り付けを確認する方法がやりやすいでしょう。ただし，これは実際の臨床試験でも起こったできごとですが，電話でのやり取りは2者間でのみ行われることが多いため，割り付けの結果をいい間違えた，もしくは聞き間違えた，などの理由で本来の割り付け結果と異なった術式を実施してしまう事故があります。スピーカー機能のある電話機の準備や録音設定なども必要かもしれません。

● ダブルブラインド

さてランダム化に引き続いて"ダブルブラインド"について考えます。手術の術式そのものを比較するような"職人系"臨床試験では，治療内容を主治医・患者からブラインドすることは現実的に困難だと考える人が多いです。ここでいう"ダブル"という言葉の意味は「主治医」と「患者」を指すことにします。もちろん，解析者やアウトカムの測定者には割り付け結果を開示しないので，これをトリプルブラインドなどと呼ぶ人もいます。

少なくとも私自身の経験では，この手術の術式をダブルブラインドした臨床試験というものを実際にみたことがありませんが，理論的には実施可能ですし論文も発表されています。海外文献から1例を取りあげると，2005年の「Annals of Surgery」にデンマークから「腹腔鏡手術が開腹手術と比較して術後の早期回復が得られるか」というRQを評価した研究結果が発表されています。これは60名の大腸癌患者をランダムに腹腔鏡手術，開腹手術に割り付け，アウトカムとして術後の痛み・呼吸機能・睡眠などを評価しています。どちらの手術を受けたのか（治療の割り付け結果）は患者本人だけでなく，病棟管理をする外科医や担当ナースにも退院まで知らされず，ブラインドされた状態でアウトカムを評価するという臨床試験です。そんなことができるのか？　と疑問に思いましたが，どうやら割り付け結果を知っているのは執刀医と手術室のナースのみであり，術後は腹部全体をガーゼで覆って創部をみえないようにしてしまい，ガーゼ交換は手術室のナース2名が病棟に出向いてこっそり行うというやり方でブラインドを維持したようです。このように手術創がまったく異なる術式比較であっても，術後1週間程度の短期間のダブルブラインドであればなんとか実施可能性はあります。しかし，病棟で術後管理を行うスタッフが手術内容を知らずにケアをすることは現実的に難しい設定ですし，患者へのデ

3　外科領域の臨床試験におけるランダム化とダブルブラインド　**169**

メリットも大きすぎるように思われます。そこで，外科領域の臨床試験では「ランダム化は行うが，ダブルブラインドは行わない」というデザインが多いのが現状です。そのため，外科領域の臨床試験では，いかにして介入の質を保ち，アウトカム測定の際に情報バイアスを予防するかという点が問題になります。

外科領域の臨床試験にプラセボコントロールは必要か

　薬剤の効果を検証する臨床試験では"プラセボ"を用いるとよい，ということはよく知られた事実だと思います。特に患者の自覚症状などの主観的なアウトカムに対しては，"自分は治療を受けている"という患者の意識がよい方向に作用する可能性は十分にあり，ターゲットとなる薬理作用を有する化学物質を取り除いたプラセボを対照群に投与する（プラセボコントロール）ことで真の薬物の効能を明らかにする必要性があります。また，2つ以上の薬剤の比較試験では，どの治療が優れているかということはわかっても，そもそも治療をしたほうがよいのかということがはっきりしません。

　では，外科領域の臨床試験において，このプラセボコントロールというものは考慮すべきなのでしょうか。職人系の臨床研究は2つ以上の術式を比較するので，これは薬剤にたとえれば標準治療薬と新規治療薬の比較ということになり，プラセボ効果を考える必要はありません。問題は懐疑主義系です。懐疑主義系では，手術そのものの効果を検証するわけですから，プラセボの設定を検討する必要があるでしょう。手術の場合でも"プラセボ"という言葉を使用することがありますし，しばしば動物実験などでは"sham control"などと呼ばれる対照群を設定します。たとえばラットを用いて，腹腔内になんらかの手術を施すような実験を行う際に，介入群だけでなく対照（sham control）として同様に全身麻酔をして，開腹操作までを行い，何もせずに閉腹するという群を作成します。これをプラセボ手術（placebo surgery）またはsham手術（sham surgery）などと呼びます。人間を対象に，このようなsham手術との比較試験を行った研究は実際にはいくつも存在します。おそらく最も古い比較試験は1959年に「New England Journal of Medicine」に発表されたCobb L.A.らの"An evaluation of internal-mammary-artery ligation by a double-blind technic."ではないかといわれています。これは，internal mammary artery〔現

在は internal thoracic artery（内胸動脈）と呼ばれることが多い〕という動脈を結紮することで狭心症の症状を改善するかどうかを検証した研究です。17名の患者のうち，8名に内胸動脈結紮術を施し，9名には sham 手術として皮膚切開のみを行い，動脈の結紮は行いませんでした。患者，主治医には介入の割り付け結果を知らせていません。結果はどちらの群も5名の患者で明らかな症状の改善を認めたということでした。この結果をもって，Cobb L.A. らは**手術にもプラセボ効果があり，内胸動脈結紮術は狭心症治療の効果がない**と結論づけました。1999年には Freeman T.B. らがパーキンソン病の細胞移植治療の効果を検証するために，sham 手術群を設定した比較試験を報告したことがきっかけで人体に対するプラセボ手術の倫理的問題点について大論争が巻き起こりました。「New England Journal of Medicine」や「Annals of Surgery」などにも，sham 手術は倫理的に許容すべきかといった論説が掲載されました。これらの経緯は「AMA Journal of Ethics」に掲載されていますが，結論としては**人体に対する sham 手術はリスクとベネフィットを天秤にかけ，一定の条件下に実施を検討すべき研究デザインである**ということです（http://journalofethics.ama-assn.org/2012/03/stas2-1203.html）。

　過去に sham 手術を対照とした15の比較試験において手術の有効性を示すことができた論文はなく，いかに効果のない手術が行われているか，という実態を明らかにしたということが書かれています。例に挙げた内胸動脈結紮術やパーキンソン病の細胞治療だけでなく，肥満患者に対して胃を刺激するデバイスを体内に埋め込む手術や，骨盤の痛みに対する癒着剝離術など，sham 手術群を設定することによってプラセボ効果が証明され，現在は行われなくなった外科手術がたくさんあるのです。ほかに適切なデザインがなく，患者のリスクが小さく，同意が得られているなどの条件を満たせば，sham 手術群を含む臨床試験は倫理的に許容されると考えている研究者も多いのです。

5　ブラインドと情報バイアスのコントロール

　ここまで述べたように，手術の術式を比較するような臨床試験においてもダブルブラインドを行った研究がありますし，プラセボコントロール群を設定した研究もありますが，やはりほとんどの手術関連の臨床試験は割り付け結果を開示する形で RCT が行われています。その理由としては，第一に術式がブラ

インドされてしまうと周術期管理における安全性が損なわれるというデメリットがあまりに大きいことが問題でしょう。第二に薬剤の臨床試験と比較して純粋な手術手技関連の臨床試験では財源の確保が難しく，十分な研究体制が作れないという問題が大きいです。ブラインドやプラセボといった作業が加わればそれだけ莫大な研究コストが必要になります。一般論として薬剤の効果を評価するために行われるダブルブラインド・プラセボコントロールのRCTでは1症例100万円から200万円がかかるといいます。すなわち，100例規模のRCTを行うためには1〜2億円の予算が必要です。いくら外科医が勤勉で研究熱心だとしても，これらを手弁当で実施するのは相当の覚悟が必要でしょう。結果として，ブラインドが現実的に困難という職人系の研究だけでなく，部活系の臨床試験も"実現可能性（feasibility）"の観点から多くはダブルブラインドをせず，アウトカムの測定者や評価者のみをブラインドするデザインになっています。

　ではこのような評価者のみをブラインドする外科領域の臨床試験において最大の問題点はなんでしょうか？　しつこいようですが，割り付けのブラインドができない問題点は"情報バイアス"の発生です。主治医や患者が割り付け結果を知っている場合，どのような情報バイアスが入り込んでくるでしょうか。以下のRQに関する臨床試験のPICOを例に考えてみましょう。

● 患者の行動変容を見逃すな

【RQ】
「術前の口腔ケアは食道癌術後の肺炎を予防するか」

P：食道癌で開胸食道切除術が予定された患者
I：術前に口腔内のスクリーニング診察とケアの実施
C：術前の口腔内診察やケアを受けない
O：術後肺炎の発生割合

　このようなデザインのランダム化比較試験を行った場合，まず患者をブラインドしないことによって生じる情報バイアスにはどんなものがあるでしょう。これは，主治医が臨床試験に登録する際の説明の仕方に起因する"患者の行動変容"があります。たとえば，このRQの場合，「術前に口腔ケアを行うことで術後の肺炎を予防することができるという報告がありますが，効果がなかったとする説もあり，医学的には結論が出ていません。そこでこの臨床試験にご

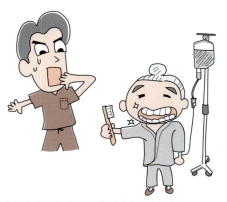

図 5-1　患者の行動変容を見逃すな

協力ください」というような説明になるでしょう。そうすると，口腔ケアをしない"対照群"に割り付けられた患者さんは「口腔ケアをしたほうがよいというデータがあるのに，しない群に入ったのは残念だ。不安だから，自分で歯磨きをしっかりやっておこう」とか「別の歯科クリニックを受診してみよう」といった行動の変容を起こす可能性があります（図 5-1）。このような患者行動の変化は両群間の効果を実際よりも小さくしてしまうことになります。

　さらには，患者さんは口腔ケアに限らず，何か合併症を減らすためによりよい手段がないか，いろいろと自分で調べるかもしれません。少しインターネットを検索すれば，DHA などのサプリメントが有効であるとか，適度な有酸素運動や禁煙がよいなどの情報は，真偽のほどはわかりませんが，一般的なサイトからも情報を手に入れることができます。このような口腔ケアの話をきっかけに，患者や家族はさまざまな情報を収集し，患者自身の努力を助長する可能性もありえます。

　この種の研究デザイン設計を難しくしているのは「介入のデメリットが明らかでない」ことです。口腔ケアにはメリットがあるかどうかはわからないが，少なくともデメリットはないだろうという話であれば，とりあえず試してみようと考える人が多いと思います。かといって，対照群に割り付けられた患者さんに対して，口腔ケアを絶対にしないよう強制することには問題があるでしょう。患者さんの行動変容に対して対策を立てるのは極めて難しいので，このような RQ に関しては実は介入研究よりも観察研究のほうが適切に効果を評価することができるかもしれません。エビデンスの創出といえば観察研究よりも介

入試験のほうがよいと考える人が多いのですが，RQ によっては観察研究が優れている場合もあるのです。

次に，主治医をブラインドしないことで生じる情報バイアスはなんでしょうか。一番懸念される問題は，口腔ケア"以外"の介入が自由にできるということになるでしょう。肺炎を予防するためには，体位変換，呼吸リハビリ，まめな気管内吸引，場合によってはミニトラックやトラヘルパーなどの予防的なデバイスの挿入などの有効性が考えられます。主治医の研究に対する意気込みによっては，口腔ケア群に割り付けられた患者のアウトカムが少しでもよくなる方向に，そのほかの介入も積極的に行ってしまうという可能性が考えられます。「いやいやそんなことはしないよ，そこは信頼してほしい」と考える外科医も多いでしょうし，私も同じ気持ちです。この臨床研究ではおそらく多くの外科医はそこまで極端なことはしないと思います。しかし，これが大規模な臨床試験であったり，高額な新規デバイスの評価を行うような，社会に与える影響が大きい研究の場合はどうでしょうか。

● TAVI を評価する

たとえば，経カテーテル的大動脈弁置換術（TAVI；transcatheter aortic valve implantation）の有効性を証明する臨床試験を企画するとします。PICO は以下のとおりです。

P：中等度の手術リスクを有する大動脈弁置換術を要する患者
I：TAVI による治療
C：従来の開胸手術による治療
O：術後 30 日以内の死亡・再手術・在院日数

TAVI は 2002 年にフランスで開発され，欧米を中心に発展してきましたが，2013 年 10 月にわが国でも保険承認されて，以降急速に実施件数を伸ばしている手術（カテーテル治療）です。現在は手術不能症例や重度のリスクを有する患者が対象となっていますが，徐々に中等度リスクの患者への適応も検討されつつある状況です。そこで適応拡大を目指して，この治療の非劣性もしくは優越性を証明する目的で上記の臨床試験が実施されたとします。主任研究者の立場では，万が一にも試験治療群である「TAVI 群」での術死亡が立て続けに発生してしまうと，（たとえ手術とあまり関連のない不運な事故が原因であったとしても）この新規デバイスの信頼性を大きく損なってしまうことに危機感を

抱くでしょう。そしてこのような危険な臨床試験を実施した責任を追及される
かもしれません。そこで，とにかく臨床試験では「1例も死なせてはならない」
という意気込みで取り組むことになるでしょう。TAVI群の術後はかなり手厚
い管理が施され，TAVI以外の周術期のケアが群間で明らかに差が出てしまう
という可能性が十分にあります。この臨床試験の背景として，TAVIで使用す
る人工弁がわが国では非常に高額で，かつ独占市場的であり，保険承認が得ら
れるかどうかは特定の企業利益に深く関与しますし，医療費の負担増にもかか
わってくるという意味でこの臨床試験の結果が社会に与える影響が重大である
ということがあります。このように臨床試験では新規治療群の成績に対する強
烈なプレッシャーが存在し，その結果として日常診療とはかけ離れた手厚い管
理が試験治療群に施されていることになります。これは明らかな情報バイアス
になります。かといって，TAVIと開胸手術のように手技や侵襲があまりに違
いすぎる治療は現実的にダブルブラインドすることはできないでしょう。

　情報バイアスをコントロールするためにはダブルブラインドをするという原
則は，例に挙げた「術前口腔ケア」だけでなく周術期の「リハビリテーション」
や「栄養管理」などの部活系の臨床試験でも実際には困難なことが多く，非ブ
ラインド化のもとに行われている研究がほとんどです。そして患者や医師の自
発的な行動変容は研究プロトコールの取り決めでコントロールすることは難し
いのが現状です。そこで最近では，観察研究の役割も見直されつつあります。
介入試験とは異なり，実際の診療現場のデータを分析することで目的とする介
入の純粋な効果がむしろ検証しやすくなる可能性もあるのです。

6　見直される観察研究

　あたり前のことですが，RCTを実施しなくても同等のエビデンスが創出で
きるならそれに越したことはありません。なぜ数々の苦難を乗り越えてRCT
が行われるようになってきたかという点に関しては，N・SAS試験，CAST
studyなどを例に述べてきました。しかし，それらはあくまでも薬剤の評価が
中心の話でした。

　本書で取りあげる"外科手術の評価"に関してはどうでしょうか。前項で述
べたとおり，ランダム化はできても割り付けのブラインドが難しく，結果とし
て情報バイアスがコントロールできないという問題点があります。また，ラン

ダム化によって術者の好みの術式を行うことができなくなるという問題もあります。さらに臨床試験に登録した症例が重篤な合併症を起こしたり，死亡したりすると非常に重大な責任が生じるという緊張感，プレッシャーが外科医の診療に課されることも考えねばなりません。

そこで，もしRCTをせずに過去に治療が行われた症例を上手に分析することで質の高い比較ができるとすれば，外科医は常に患者に最良と信じる手術を提供すればよく，臨床試験に登録する必要もなければ，それに合わせて普段の診療を変えるストレスもなくなります。外科医と患者双方に大きな利益があります。

RCTが現実問題として実施できない研究テーマに関しては「観察研究の質を高める努力をすべきである」，という主張に誰も異論はないと思います。たとえば，第3章で研修医ギラギラ君が提案した「研修医が術者をしても術後合併症は増加しないかどうか」といったRQは，仮にRCTをデザインしたとしても参加を希望する患者さんは少ないでしょう。このようなRQは観察研究でしか解決できそうにありません。

問題は，やろうと思えばRCTが実施可能であるが，観察研究も可能というテーマです。これは意見の分かれるところで，「RCTができるなら極力RCTをやるべきである」という考えをもつ人と「観察研究で解決できるならRCTをやる必要はない」と考える人がいます。これは研究者の好みの問題といえます。N・SAS試験に代表される腫瘍外科のエビデンス創出の革命的発展の経緯を目のあたりにした外科医は，「RCT」というデザインこそが介入の効果を証明する唯一無二の方法論であるという確信を得たことでしょうし，逆に職人系の外科手術比較の臨床試験の多くが仮説を証明できなかったという結果に終わっていることから，RCTは大げさな仕掛けのわりに外科医の診療に大した影響を与えていない，と考える人も増えています。好みの問題も大きいですが，外科医にとってはやはり手術方法を中央割り付けで指示されるなどというデザインに心理的な抵抗感をもつのではないかと思います。

実際に，同じRQに対して観察研究と介入研究の両方が実施された臨床研究はいくつかあります。さらにそれらの結果を比較したレビュー論文が複数あり，「観察研究の導く結果は，アウトカムによっては介入研究と大差がない，しかし特定のアウトカムに関しては観察研究が効果を高く見積もる傾向にある」と考察されています（Dahabreh IJ, et al：Can the learning health care system be educated with observational data? JAMA 312：129-130, 2014）。観察研究では回避できない残余交絡と情報バイアスの影響が大きいでしょう。私自身はRQ

によっては観察研究で十分ではないかと考えています。手前味噌で恐縮ですが，1例として私自身が深くかかわった観察研究"LOC-1 Study"について解説したいと思います。この論文もオープンアクセスにしており，web上からPDFファイルを無料でダウンロードできますのでご参照ください。

● 実例 LOC-1 study

　この研究のRQは至極単純なもので，胃癌に対する腹腔鏡下手術の安全性を検証するというものです。LOC-1とは，Laparoscopic versus Open Surgery for Clinical Stage I Gastric Cancer の略称です。すなわち「ステージI期の胃癌に対する腹腔鏡下手術は開腹手術と比較して5年生存率に差がない」という仮説を証明するために以下のPECOを組み立てました。

　P：術前病期（clinical stage）Iの胃癌患者
　E：腹腔鏡手術を受けた患者
　C：開腹手術を受けた患者
　O：5年生存率

コホートの確立
　この研究デザインは「過去起点コホート（historical cohort）」です。参加した3施設で，2006～2012年にclinical stage Iと診断されて手術を行われた症例を全例集積してデータベース化しました。ここでの注意点はclinical stage，つまり手術前の画像診断による病期分類という点です。術前診断をきちんとデータ集積している施設は専門病院でも実は少ないのです。当時所属していたがん研究会有明病院でも，私が勤務する前の院内データベースには術前診断の項目が存在せず，手術時診断と，病理診断しかありませんでした。そこでカルテを見直して，術前診断が記入されているカルテ記載の部分を検索して再度データを収集し直すという作業から開始したわけです。カルテ内の術前サマリを開いてclinical TNM stageを抽出する作業が必要でしたが，この部分は臨床医が比較的きちんと記録を残していたので正確にデータを集めることができました。術後合併症や観察期間の更新は院内のデータベースでは欠測値が多かったので，データマネージャーを雇用して入力・整理・クリーニングを行いました。しかし，副次的なアウトカムとして情報収集した術後合併症の種類や程度，再発の時期などは質的・臨床的な判断に基づくデータであり，入力情報の確認はどうしても外科医の目による判断が必要で，なかなかしんどい作業でし

6　見直される観察研究　177

た。最終的にこの期間の連続症例として3施設から4,235例の症例を登録しました。このなかから重複癌の症例や，残胃癌，特殊組織型などの予後の強い関連因子を有する症例はあらかじめ除外し，3,630例を対象としました。

交絡調整

これまで何度も説明してきたことですが，腹腔鏡手術のような低侵襲治療を導入する際には最初は安全性の確保に大きな注意が払われることが予想されます。つまり，できる限り併存症が少なく，術後合併症や癌の再発のリスクが低い患者を中心に行われているはずです。実際，LOC-1のデータの背景をみてみると表5-1のような偏りが生じています。

ASA麻酔リスクの高い症例は明らかに開腹手術群に多く，癌の進行度を示すT因子やN因子も明らかに開腹群で条件が悪い状況です。また，開腹手術はこの期間で症例数が徐々に減少し，逆に腹腔鏡手術は年々増加しています。このような状態で2群間のアウトカムを比較しても，開腹手術群に不利な結果が出ることは目にみえています。そこで，交絡調整をする必要がありますね。まず臨床研究のお作法に従って交絡因子を抽出します。この研究では交絡因子の抽出の段階からコンセンサスミーティングを開催し，胃癌手術のエキスパート，臨床疫学の専門家，生物統計の専門家を招いて数回の会議を行いました。そこで交絡因子として挙げられた項目は表5-2のとおりです（紙面の都合で表5-1にはすべての結果を掲載することができませんでした）。実に多くの交絡因子が存在することがわかりました。これら多くの因子をまとめて調整するためには傾向スコア解析を用いることとしました。

傾向スコア解析

傾向スコア（propensity score）は1983年にハーバード大学のDonald B. Rubinらが発表した交絡調整法として有名です。統計学的な詳細に関しては専門書を参照していただきたいのですが，ロジスティック回帰分析とほとんど同じ数学モデルを利用しています。すなわち，ロジスティック回帰分析では，従属変数に注目するアウトカムをもってきて，評価したい因子を説明変数として構造方程式を立て，それぞれのオッズ比を推定するというものでした。たとえば，腹腔鏡手術の有無が，胃癌の再発リスクになるかという解析をするのであれば，

表 5-1　患者背景のまとめ

		全患者数 (n=3,630)			
		開腹手術 (n=1,867)	%	腹腔鏡手術 (n=1,763)	%
平均年齢		64.1		62.0	
性別	男性	1,245	66.7	1,130	64.1
	女性	622	33.3	633	35.9
手術年	2006	356	19.1	137	7.8
	2007	312	16.7	185	10.5
	2008	289	15.5	201	11.4
	2009	331	17.7	248	14.1
	2010	280	15.0	272	15.4
	2011	168	9.0	364	20.6
	2012	131	7.0	356	20.2
ASA-PS 分類 (麻酔リスク)	1	698	37.4	884	50.1
	2	1,051	56.3	827	46.9
	3	118	6.3	52	2.9
BMI (kg/m^2)	mean (SD)	22.7 (3.2)		22.6 (3.2)	
腹部手術の既往		84	4.5	64	3.6
食道浸潤あり		39	2.1	13	0.7
十二指腸浸潤あり		12	0.6	3	0.2
術前の内視鏡治療		136	7.3	257	14.6
clinical T	1a	293	15.7	497	28.2
	1b	1,002	53.7	1,191	67.6
	2	572	30.6	75	4.3
clinical N	0	1,758	94.2	1,733	98.3
	1	109	5.8	30	1.7

胃癌再発の有無（二値変数）=
$$\beta_1 \times （年齢）+ \beta_2 \times （手術年）+ \beta_3 \times （腫瘍径）+ \beta_4 \times （T因子）+$$
$$\beta_5 \times （N因子）+ \beta_6 \times （組織型）+ \beta_7 \times （腹腔鏡手術）+ \alpha ［切片］$$

という方程式を立て，それぞれの因子のオッズ比（β）の値を推定し，再発の有無に対して，どの因子がどのくらいの影響力を有しているかを評価することになります。β_7 が独立した因子でないと推定されれば腹腔鏡手術の施行は再

表 5-2　コンセンサスミーティングにより抽出された交絡因子の候補

患者の因子	腫瘍の因子	併存症・症状・リスク
年齢	病変の位置	糖尿病
性別	病変の周在	貧血
全身状態	病変の数	狭窄症状
麻酔リスク	大きさ	痛み
身長	肉眼型分類	閉塞性換気障害
体重	生検診断の組織型	呼吸器疾患
腹部手術の既往	clinical T 因子	虚血性心疾患
術前化学療法の実施有無	clinical N 因子	腎機能障害
術前の内視鏡治療の実施有無	clinical M 因子	肝機能障害
	食道浸潤の有無	脳神経疾患
	十二指腸浸潤の有無	高血圧
		ステロイドの長期投与
		胆石症の有無
		同時に実施する手術の有無

発に関連しないと判断することができます。

　傾向スコア解析では，アウトカムを従属変数にもってくるのではなく，治療の割り付け結果を従属変数とします。そして術式選択に関与する因子を説明変数にもってくるのです。

　　腹腔鏡手術の有無（二値変数）＝
　　　　$\beta_1 \times$（年齢）＋ $\beta_2 \times$（手術年）＋ $\beta_3 \times$（腫瘍径）＋ $\beta_4 \times$（T 因子）＋
　　　　$\beta_5 \times$（N 因子）＋ $\beta_6 \times$（組織型）＋ α ［切片］

　この方程式における各変数のオッズ比（β）が意味するところは，**腹腔鏡手術の選択にかかわるオッズ比，すなわちどの因子が術式選択に影響しているか**を明らかにするということになります。術式選択に影響する因子の種類とその程度が明らかになれば，各症例の腹腔鏡手術が選択される「傾向」すなわち「確率」を算出することができるようになります。

　たとえば，2009 年に A 病院を受診した 74 歳の男性患者，併存症は高血圧と糖尿病，病変の位置は前庭部後壁，大きさ 3 cm の陥凹性病変，進行度は T1aN0M0 Stage IA であった……，などの情報がわかれば，この症例の傾向スコアは 0.85，すなわち 85％の確率で腹腔鏡手術が行われるだろうということが推定されます。実際の術式はもしかしたら開腹手術が行われたかもしれません。患者が「どうしても開腹手術を」と希望したのかもしれませんし，ほか

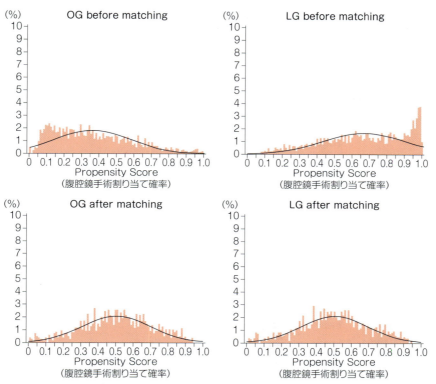

図 5-2　マッチング前後の傾向スコア分布

になんらかの理由があったのかもしれませんが，ともかく，この割り付けの傾向を数学的に推定するというのが傾向スコアの概念です．もしこの傾向スコアが 0.5 であれば，開腹になるか腹腔鏡になるか，半々の確率ということになり，このような対象を比較すればまさに RCT のような環境が作り出せるというわけです．この研究では両群間の傾向スコアの分布を合わせるようにマッチングという手法を選択しました．

マッチング前後で傾向スコアの分布がきれいに整っていることがおわかりいただけると思います（図 5-2）．

つまり 3,630 例から，開腹手術（OG），腹腔鏡手術（LG）を施行された症例をそれぞれ 924 例（両群で 1,848 例）ずつ抽出し，比較することとしたのです．マッチングの症例背景を表 5-3 に示します．

いかがでしょうか．両群の交絡因子がかなり正確に調整されていることがお

表5-3 マッチング後の症例の背景因子

		傾向スコアマッチング後の症例 （n＝1,848）			
		開腹手術 (n＝924)	%	腹腔鏡手術 (n＝924)	%
平均年齢		63.2		63.3	
性別	男性	607	65.7	605	65.5
	女性	317	34.3	319	34.5
手術年	2006	124	13.4	128	13.9
	2007	159	17.2	153	16.6
	2008	135	14.6	146	15.8
	2009	175	18.9	167	18.1
	2010	155	16.8	147	15.9
	2011	96	10.4	106	11.5
	2012	80	8.7	77	8.3
ASA-PS 分類 (麻酔リスク)	1	416	45.0	399	43.2
	2	466	50.4	489	52.9
	3	42	4.5	36	3.9
BMI (kg/m²)	mean (SD)	22.7 (3.1)		22.8 (3.2)	
腹部手術の既往		39	4.2	41	4.4
食道浸潤あり		7	0.8	7	0.8
十二指腸浸潤あり		0	0.0	0	0.0
術前の内視鏡治療		103	11.1	92	10.0
clinical T	1a	224	24.2	224	24.2
	1b	632	68.4	632	68.4
	2	68	7.4	68	7.4
clinical N	0	904	97.8	904	97.8
	1	20	2.2	20	2.2

わかりいただけたと思います。

アウトカムとその評価

　そして最後にアウトカムである全生存期間の比較を図5-3に提示します。

　生存時間分析とカプランマイヤー曲線に関しては，詳しい説明を割愛しますが，一見して両群にほとんど差がないことがおわかりいただけるでしょうか。そして，胃癌の再発件数は，なんと開腹群22例（2.38％），腹腔鏡群21例

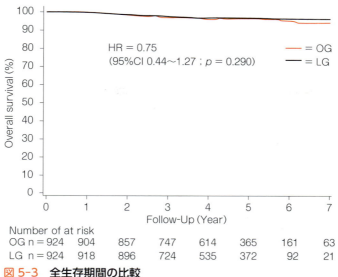

図 5-3　全生存期間の比較

(2.27%) とほぼ同数だったのです．私はこの結果を得たときに，本当に驚きそして感動しました．もしかしたらこの一致は偶然のものだったのかもしれませんが，徹底的に交絡を調整したという事実と，結果の一致性をみたときには，なんだか自分の頭のなかで考えていた理屈が真実に近づいたという実感がわき，苦労して研究した甲斐があったと心の底から感じることができました．

　LOC-1 study を振り返って再認識したことは，臨床研究の PECO をよく吟味し，周到な計画を立てておくことの重要性です．これには誌面で伝えきれない苦労話もたくさんありますが，ここで1点だけ補足しておきます．胃癌に対する腹腔鏡手術は約20年前から開始された手術アプローチ法ですが，図 5-4 のグラフのとおり，2005 年から 2011 年ごろにかけて急速に普及が進んだといえます．そして現在ではこの件数は頭打ちになってきています．

　LOC-1 study でも，表 5-1 をご覧いただくと手術実施年の症例数は 2006 年から 2012 年の間できれいに逆転していることがおわかりいただけると思います．すなわち，この期間がわが国のステージⅠ期の胃癌に対しての診療形態が転換したポイントであったといえます．重要なことは，**この逆転現象の起こった時期の症例を完全にカバーしている**ということです．この研究からいえることは，単に腹腔鏡手術が開腹手術に劣らなかったということだけではないので

6　見直される観察研究　｜　183

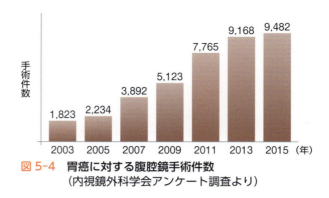

図 5-4 胃癌に対する腹腔鏡手術件数
（内視鏡外科学会アンケート調査より）

す。新しい技術を導入して治療方針が転換された移行時期においても，実際の医療現場で成績を落とすことがなかったという事実が重要なのだと思うのです。この結果をもってして，腹腔鏡手術は安全に導入することができるといえるのではないでしょうか。

7　内的妥当性と外的妥当性

「内的妥当性」とは，その研究内部の妥当性を意味します。すなわち，なんらかの介入や曝露の効果を比較する際の科学的な妥当性（比較妥当性または比較可能性ということもある）を指します。これまで学んできたように，介入や曝露の効果を比較する際にはさまざまな交絡因子が関与するため，これらを考慮しない単純なアウトカム比較は「内的妥当性が低い」ということになります。逆に，「外的妥当性」とは得られた研究結果がほかの集団にもあてはまるかどうかを指します。

RCT，すなわちランダム化比較をする最大の目的は，内的妥当性を高めることにあります。これまで述べたように，ランダム化すること，ブラインド化すること，プラセボコントロールを置くことなどはいずれも内的妥当性を高めるために行っていることです。また，理想的な比較を行うためには遺伝子型をそろえたマウス実験と同じような状況を作りたいわけですが，ヒトを対象とした臨床試験の場合には症例の組み入れ基準や除外基準を厳しく設定することで同じような患者集団を集めることができます。しかしよく知られるように，あ

まり理想的な症例ばかりを集めてしまうと，得られた結果が一般診療にあてはめられるのかという「外的妥当性」に疑問符がつきます。

　内的妥当性を確保するためには，外的妥当性を犠牲にせざるをえないことがあり，この点をRCTの欠点かのように指摘する人もいますが，どちらかといえば考え方は「逆」だと思います。問題は，その研究が何を目的としているのかによるのです。

　すなわち，研究者が「病態生理の解明」に力点を置いている場合は外的妥当性を考慮する必要はそもそもないといえます。介入の有効性について病態生理の点を解明したいという意志でRCTを組む場合（たとえば，薬剤作用機序が特定の病態に本当に有効であるかを解明する目的で企画された場合），当然ながら対象者は目的とする疾患以外の併存疾患や身体異常を有さないほうがよいに決まっています。なるべく均一な病態の症例を集めたほうが，その介入の作用機序を科学的に説明することが可能になるからです。その結果が，世界中の患者に等しくあてはまるのか，ということはこの研究者の眼中にないので，外的妥当性が低いなどとする批判は見当違いといえます。

　逆に，研究者が臨床医の判断の幅や，介入のばらつきなどもすべて含めた「診療指針を提示したい」という目的で臨床試験を行う場合には，組み入れ基準をゆるくして幅広く多くの症例を登録して結果を示す必要があります。外的妥当性を損なわないように，内的妥当性も担保するという微妙なバランスが要求されます。

　この2つの考え方は古くから対立してきました。たとえば「森鷗外」と「高木兼寛」の脚気論争が有名な例として挙げられます。「兵隊に麦飯を食べさせれば脚気にならない」というざっくりした指針を示したのが高木海軍医の研究成果で，これは実際に軍艦を試験航海に出して介入試験を行った結果から導き出した答えだったのです。あまり知られていないことですが，この結果に対する森鷗外の反論は，ある意味で当時の医学的に至極まっとうな論述を展開しています。森鷗外は学閥や政治的な自分の立場を守るために自説に固執したのだという批判を受けることもありますが，おそらくそれは違うと思います。森の主張は，医学とは病気の原因を特定したうえで，それに対応した治療法を確立するものだということであり，何回かやってみたらうまくいったというだけでは科学的な因果関係を示したことにならない，ということです。高木は，麦飯が有効であると主張したものの，その医学的理論については沈黙せざるをえず，森ら陸軍医を論破することができなかったのです。これはドイツから医学

を輸入した明治期以降より脈々と続く，疫学的価値観を軽視するというわが国の体質をよく表したエピソードといえます。

　たとえば「乳癌に術前化学療法は有効か」ということが知りたい場合，企画する臨床試験の組み入れ基準を「主治医が術前化学療法をすべきか迷った症例」だけにしたらどうでしょうか。すぐに多くの症例が集まるでしょう。そして結果の解釈も明快です。もし結果が positive に出た場合「迷ったら術前化学療法をすべし」と結論できます（これが高木兼寛の立場）。しかし，このデザインではなぜ術前化学療法をすべきかという腫瘍学的意義を明確にすることはできません。どういう機序で，どういう薬剤が，どういうがん種に効くのか，という病態生理を明らかにする（これが森鷗外の立場）には不向きな研究デザインです。治療の指針を提示できればよいのか，それとも病態生理の解明こそが重要なのか，という論点は，臨床試験における内的妥当性と外的妥当性のどちらを重視するのかという問題と同義であり，これは研究者の好みの問題に帰結します。わが国においてこの２つのデザインのどちらが好まれるかといえば，圧倒的に後者でしょう。しかし，どちらがよい・悪いというものでなく，バランスよく両方の研究を進めていかないと医学の進歩は早晩行き詰まることは目にみえています。

8　RCT の実施要件と外科医の倫理を再考する

　RCT という方法論が医学の進歩に貢献した功績については，N・SAS 試験や CAST study を例に挙げたとおり誰もが認めるところです。しかし，いろいろな配慮があるとはいえ現実には理想的な動物実験の環境に近づけるための実験的手段であり，安易な気持ちで実行してよいものではありません。当然ですが，従来治療 A に対して，新規治療 B の有効性が，確実に高いと思われる場合には B を施行したほうが患者さんのためになります。逆に新規治療 B の有効性が A に対して大差がないという場合には，有害事象が少ないとか，そのほかのメリット（治験に参加すると治療費が安くなる，保険診療外の手厚いサポートが受けられるなど）がないと面倒な治験や臨床試験に参加したいと思う患者さんは少ないでしょう。外科系診療にありがちな「術式評価」や「周術期管理」に関する臨床試験では多くの患者さんは金銭的なサポートのない無償のボランティアとして参加しています。

無償のボランティアですので，研究倫理というのは非常に大切なものになります。つまり，**新規治療の有効性の期待値が高すぎず・低すぎず，fifty-fifty（50：50）が想定されるときのみ RCT は実施可能になるのです。**すなわち新規治療の効果が本当にあるのかないのか，まったくわからない！ というときのみ，成立する臨床研究だということです。あたり前のように思うかもしれませんが，しかしながらこの原則を守り抜くことは思いのほか難しいものです。

　特に外科領域においては，

- ・第一に，介入の効果の見積もりは主観的要素が大きい（既存研究を参考にしにくい）
- ・第二に，時間とともに効果の予測が変化する（手技や器械は進歩する）

という問題点があります。介入の効果には外科医の技量が重視されるので，参加する研究者全員が50：50の価値観を共有できるとは限りません。研究に参加しながらも心の中では，「本当は A のほうがいい」または「私の経験では絶対 B がよい」と思っていることもあると思います。また，研究計画の段階では50：50だと思っていたけれど，よい道具が開発されたり，手技が上達してきて考えが変わっていくこともあります。むしろ，そのようなことがないほうが不思議ともいえます。検証的第Ⅲ相試験のように大規模な RCT は計画段階から症例登録，フォローアップの終了まで数年（場合によっては10年以上）の時間を要します。データが固定され，さあこれから解析して新規治療の効果を検証しようと思ったら，すでに世の中の動向は検証されるべき新規治療がすでに普及していた，ということもしばしば起こりえます。

　本来，これは奇妙な話で，臨床試験を行う目的は，新規の介入効果が「まったく」わからないからその判断を科学的根拠に委ねるということだったはずです。ところが，**実際の診療現場では臨床試験の結果が出る前に多くの外科医が自らの診療行動を変容させている**ということなのです。序章でも述べたとおり，外科医は臨床研究の危うさを知っています。そして自分の感性や直感を優先することも多いです。臨床試験の結果を頼るよりも自分が納得して提供できる治療手段を常に模索し，日々改良すべく努力を続けていることの表れではないかと思うのです。これは RCT を実施する側としては非常にやりにくい環境といえます。なぜなら外科医の主観的判断（気分といってもよいくらいの気まぐれも含む）によって，登録可能な症例が抜け落ちてしまうことが多いからです。

　しかし，これはある意味で外科医の倫理として当然のことです。患者さん

8　RCT の実施要件と外科医の倫理を再考する

は，自分の病気を治してくれる一番よい方法を望んでいます．それが自分ではわからないから，(口コミやネット情報などを通じて)病院や主治医を選んで受診しているわけです．主治医が心の中では50：50ではなく，30：70くらいで一方の治療法がよいと思っているのに，それを正直に伝えずRCTに組み入れるよう勧める，断りにくい状況にもっていくということがあったとしたらどうでしょうか．科学的根拠に基づく治療をしようという崇高な理想からスタートした臨床試験が，いつのまにか，臨床試験組織を存続させるための臨床試験になってしまうのではないか，そんな懸念もあるでしょう．

　ここで2つの方向性があります．第一にN・SAS試験やCAST studyを思い返して，やはりRCTによってエビデンスを積み重ねていくことが大切だという立場を堅持し，よりRCTの方法論を高めていくことや，患者の理解を求めていく，迅速に実施できる体制作りを整備する方向性です．第二に，**観察疫学による分析力を高め，観察研究でできることは観察研究で実施する**という方向性です．薬剤の評価と異なり，外科領域のRCTは倫理的な制約が大きいわりに，デザイン設計が難しく内的妥当性を高めるにも限界があります．今後，臨床研究に携わる外科医は，「何をRCTし，何をRCTしないべきか？」その判断を磨いていくことも大切です．これには近年ビッグデータを用いた解析が大いに期待されています．今後の臨床医学の発展にとって，どちらの立場も尊重し，バランスよくエビデンスを創出していくことが重要になるでしょう．

9　RCTの利点・観察研究の利点のまとめ

● RCTの利点

　RCTの利点をまとめると以下のとおりです．そしてこれは観察研究の欠点の裏返しということになります．

① 未知の交絡が調整できる
② データの精度が高い
③ 事前にプロトコールを公表するのでアウトカム・レポーティングバイアスが回避される
④ 仮説検証に必要十分なサンプルサイズ設計ができる

RCTの強みは，なんといっても「① 未知の交絡が調整できる」ことだといわれています。観察研究では，交絡因子を丁寧に調べあげ，それを統計学的に調整しなければなりませんが，RCTでは評価する介入以外の因子はすべてランダムに割り振られるので，自動的に調整されているはずです。つまり，調べていない，調べようがない，または想定外の交絡因子もすべて「おそらく自動的に」調整されていることになり，比較の妥当性が担保されるというわけです。

　そしてここからは，観察研究の立場からの反論です。まず統計手法に関して述べるなら，未知の交絡を調整するのは回帰分析や傾向スコア解析では無理ですが，操作変数法ならば可能とされています。すべてのRQにこの手法が適応できるわけではありませんが，未知の交絡を調整する方法論はRCTだけではないということは知っておくべきです。

　さらに臨床的な観点からいえば，そもそも「未知の交絡とはいったい何か？」という疑問もあります。いや未知なんだからわかるわけないといわれればそのとおりですが，たとえば固形癌などの悪性腫瘍で生存率に強く影響する因子はなんでしょうか。多くの既存研究があり，がん種ごとにTNM因子をはじめとする予後規定因子が十分に調べ尽くされています。実際問題として臨床的に重要な，未知の情報がどのくらいあるのでしょうか？

　LOC-1の患者背景（表5-1）をみていただくとおわかりのとおり，術式選択にかかわる変数を厳密に抽出し，傾向スコアマッチングを行った結果，アウトカムへの影響が予想される背景要因は両群でかなり正確に調整されています。この調整され具合は「むしろRCT以上に」調整されている状況です。というのは，仮にRCTを行ったとしてもランダムに割り付けられるため，患者の背景因子には多少は偶然の偏りが生じてしまいます。

　そこでランダム化によって「あらゆる交絡因子が"おそらく"調整されているであろうRCT」と，「既知の交絡因子を"きっちりと厳密に"調整した観察研究」のどちらがより科学的に介入効果を検証できるのか，という疑問が生じます。未知の交絡が未知である以上さらに議論を進めるのは難しいかもしれませんが，今回の結果のように，「腹腔鏡手術と開腹手術」以外の既知の要因をきっちり合わせた結果イベント数があまりにもぴったりと一致してしまった状況から，未知の交絡が関与したために群間の差が出なかったと考えるよりも，手術法に差がなかったと考えるのが素直な解釈ではないかと思います。まだ結論は出せませんが，同じRQに対してRCTが現在進行中ですので，今後その

結果が明らかになったときに本研究のアウトカムと比較してみることで今回の交絡調整の質を評価することができるのではないかと期待しています。

　次に，「②データの精度が高い」という点に関しても基本的にはRCTに軍配があがります。やはり観察研究では過去に記載されなかった情報はどんなにカルテをひっくり返してみても取り出しようがなく，その点でカルテとは別に訓練されたデータマネージャーがCRF（case report form：症例報告書）を記載し，モニタリングによってさらに外部チェックを受けるような臨床試験などではデータの質は圧倒的に高いといわざるをえません。臨床試験では，このモニタリングのためのコストが大きな比重を占めています。特に，合併症や有害事象などのデータはカルテ調査研究ではわかりにくいことも多いでしょう。このような点から後ろ向き研究のデータの精度を全否定する臨床医もいますが，時代とともに改善してきているのも事実です。私の研修医時代はすでに電子カルテが一般的に普及しつつありましたが，それでも学会発表のために過去の症例を調べる場合は紙のカルテを取り寄せていました。10年，20年前の紙カルテからのデータ収集は極めて困難です。当時の主治医が何を考えて術前検査をオーダーし，どのような診断で手術をしたのかがよくわからないカルテがたくさんありました。しかし現在は，施設にもよりますが電子カルテの定型的な記載機能が充実し，大事な情報の記入漏れはかなり減ったのではないかと思います。WHOや各癌取扱い規約に準拠した分類が参照選択できるような入力補助システムもあります。また医師の記録だけでなくオーダリングシステム，ほかの検査データとの連結もよく，診断・治療の手順が医療従事者のみならず事務系職員にもわかりやすくなってきています。DPCやレセプトなどの業務データも利用可能ですし，画像の呼び出しもすぐに可能であり，記載に疑問があればすぐにいろいろな視点から確認できるようになっています。

　ちなみに，前述のLOC-1 studyでは，合計4,000例を超える症例につき40項目もの臨床データをカルテ調査から抽出しましたが，データの欠測割合は，わずか0.2％でした。このように，いわゆる"後ろ向き"研究でもデータの精度は，10年前，20年前と比較して格段に向上しているのです。残念ながらこのような実感は実務に密着している臨床医は肌で感じていることなのですが，管理職となり臨床から遠ざかってしまうとわからないのかもしれません。そこで，「後ろ向きはデータがいいかげんだから」と貴重なデータ分析を知る機会を自ら放棄してしまうのかもしれません。もちろん，臨床試験データでも限界があります。いくら前向きにデータ収集を設計しようとも，その時点で重視さ

れていなかった調査項目は調べられないでしょう。疾患や病態の分類方法は年々更新されていきますし，薬剤や器械の進歩により収集すべき情報は時代とともに増えていきます。そのような項目は結局はあとから調べ直さなければならないのです。そこで今後は，いかにデータや資料を整理し，取り出しやすいように保存するか，そのデータベースの構築をしっかり設計していくことがますます重要になるでしょう。

そのほかの利点として挙げた，「③ アウトカム・レポーティングバイアスの予防」「④ 必要十分なサンプルサイズ設計」に関しては観察研究でもある程度カバーできます。観察研究においても事前にプロトコールを作成し，アウトカムを何にするのかをきちんと明言しておくことの重要性はすでに前章までで説明したとおりです。要するに，アウトカム・レポーティングバイアスは都合のよい結果だけを公表するといういわゆる「あと出しじゃんけん」のことを指します。この疑惑を回避するためにも，計画書作成の段階で，研究者は何をエンドポイントとして報告するかを明記しておくということです。現在は観察研究であってもオプトアウトの手続き上研究計画は web 上で公開することも多くなっていますので，アウトカム・レポーティングバイアスは徐々に改善されていくでしょう。

またRCTの強みとして，サンプルサイズを事前に設計するなどの科学的な仮説検証が可能ということを強調する人もいますが，実は，サンプルサイズ設計が大きく間違っている臨床試験は意外に多いです。サンプルサイズは第3章で述べたとおり，新規治療の効果の見積もりとそのばらつきによって決定されますが，プロトコールで予測されている治療効果の見積もりが「かなり楽観的（介入効果の期待値が高すぎるか，標準治療が過小評価されている）」に設定されているケースが散見されます。これは研究者が「できることからやろう」とした結果かもしれないと，勘ぐりたくなることがあります。研究仮説ありきの研究デザイン設計ではなく，「うちの組織力だとこれくらいしか集められないよね」という組織のパフォーマンスが前提で計画を立て，「その範囲でできる臨床試験をやろう」という実現可能性ありきの設計ということです。効果の見積もりを水増して，必要サンプルサイズを小さく設計して試験をスタートさせてしまい，結果として結論が導けないという臨床試験も，正直な印象として世の中には存在していると感じています。臨床試験はやはり人体実験の一種なのです。それを「やりたいからやる」「やれるからやる」という考えを容認することは，せっかく先人の医師たちが崇高な理念で確立してきた現在のEBMとい

第5章

9 RCTの利点・観察研究の利点のまとめ | **191**

う考え方に対する背信行為ではないかと思うのです。

● 観察研究の利点

次に観察研究の強みとは何かを考えてみます。

① 結果が早くわかる
② コストが圧倒的に安い
③ 外的妥当性が高い

　RCT に比べて「早い・安い」というのはすぐにおわかりいただけると思います。もちろん早いといってもそれなりの時間はかかります。LOC-1 study は2013 年 10 月に初めて計画に着手し，解析が終了したのが 2015 年 4 月ごろでしたから，研究期間は 1 年半，論文採択まで 2 年以上かかったことになります。そのほかにも私の手がけた観察研究では 4 年以上かかったコホート研究もあります。しかし同じテーマで RCT をした場合には，少なくともその 4～5 倍の時間がかかることでしょう。そして時間がかかればそれなりにコストもかさんできます。特に腫瘍外科の領域では第 III 相臨床試験のエンドポイントが長期間のフォローアップを必要とするものが多く，研究開始から論文発表までに 10 年以上を要した試験もたくさんあるのです。

　そしてデザインにもよりますが，通常では外的妥当性の確保については観察研究に利があるといえます。特に過去起点型のコホート研究では，臨床試験のために特別に行われる治療ではなく実際に行われてきた一般診療におけるアウトカムを提示することができます。データ収集の精度が高ければ，このようなデータは臨床医にとって非常に価値の高いものです。観察研究だから，後ろ向き研究だから，データの精度が悪いなどと偏見をもたずに研究の質を評価する眼を養うことが重要です。また最近ではビッグデータ解析や全数解析，population based study などという言葉が流行していますが，これらは通常は観察研究に対して用いられる用語です。特定の地域全体の症例をデータベース化し，解析するような研究です。組み入れ基準などというものはほとんどなく，すべての症例を解析対象にすることで実臨床の結果を知ることができます。これは RCT のような架空の世界の話ではなく，「リアルワールド」を示しているといえます。リアルワールドのデータとは外的妥当性の高いデータであることと同義といえるでしょう。今後は外科領域においてもこのような研究がますます盛んに行われることが予測されます。

第 5 章のまとめ

(1) 臨床試験が実施されるようになり，これまでの医師の慣習や経験則が覆される結果が発表された。

(2) ランダム化，ダブルブラインド，プラセボコントロールといった手法は外科領域の臨床研究においても重要な方法論である。

(3) 必ずしも観察研究や調査研究が臨床試験に劣るわけではない。臨床試験の限界と観察研究の利点をよく考えて研究デザインを組む必要がある。

(4) 丁寧なデザイン設計や交絡調整によって科学的真実を追究する姿勢が，何より大切である。

第6章 実行編 ❸

忙しい若手外科医のための時間の作り方・モチベーションの保ち方

　この章では，若手外科医が臨床研究を実施するときに出現する「壁」について考えたいと思います．指導者，修練者，どちらの立場でも多くの外科医は，「ただ手術を漫然とこなしているだけではよくない」とか「研究マインドを養うことが大切だ」という意見に総論的には賛成していただけると思います．しかし，実際に臨床研究を実施し，論文出版までたどりつける人はほんの一握りです．途中で挫折してしまう要因はなんでしょうか．研究に必要なデータやアイディアがないからでしょうか？　それは違うと思います．

　臨床研究が進まない大きな要因を3つ挙げるとすれば，①モチベーション，②時間，③お金，の不足ではないでしょうか．逆に，①〜③さえあれば，臨床研究の知識やスキルは勉強すれば身につけることができますし，学習が進むうちに研究のアイディアなどは自然に湧いて出てくるものです．臨床医として働きながら臨床研究者としても認知されるためには，現実問題として①〜③を確保することが先決なのです．以下は，臨床研究によってキャリアアップを目指す若手外科医にとってヒントになることがあればと願い，私自身の経験をもとに書かせていただきました．

研究とは孤独との戦いであることを自覚し，覚悟を決める

　研究が進まない，始まらないという若手外科医の主訴として最も多いのは「時間がない」ということでしょう．いくら臨床研究の知識があり，アイディアがあったとしても，実行する時間がなければ臨床研究は遂行できません．そして時間がないというのは，いい換えれば，臨床研究に時間を割くだけのモチベーションが保てないということです．

　モチベーションと時間の関係というのは，人間の人生そのものを示している

と思います。「うちの若手は論文を書かない，怠けていてけしからん」と嘆く指導医は多いですが，怠けているというよりは，残念ながら指導医のやっている臨床にあまり興味をもっていないというのが実際のところではないでしょうか。指導医が日々の診療において，興味をそそる魅力的な治療を行っていればおのずと若手外科医はその治療の結果についてより詳しく知りたくなるものです。これは序章でも述べましたが，まずは自分の興味がどこにあるのかを追求するということが，モチベーションを最後まで保つ一番大事なポイントです。

しばしば1つの臨床研究を「みんなでやろう」と提案する人がいます。しかし，**議論が進むと「みんな」の興味は必ずズレが生じてくるものです。**そうなると，モチベーションにはばらつきが出てきます。最初は意気投合したはずの仲間とも，研究内容が具体的になってくるとだんだん面倒な仕事が増えてきて，メールの返信が遅くなったり，連絡がとりにくくなったりもします。ここで踏ん張れるかどうかは，結局のところ「**これは自分の RQ である**」ということだけです。自分の興味に従って作りあげた PECO や PICO はなんとしても形にしようと思いますよね。自分の作った PECO ですら愛着をもてず，モチベーションが持続しないのであれば，そんな研究に協力してくれる仲間や患者さんがいるはずもありません。もはや本当に自分が興味をもてる診療科に転科したほうがよいかもしれません。このことを深く突き詰めていくと，**最終的には研究とは自分1人の内面を掘り下げ，みつめる作業なのだと気がつきます。**これは基礎研究であろうと，臨床研究であろうと同じです。序章で臨床研究の仲間を作ることが大切だと書きました。しかし，1つの臨床研究を最後まで完成させたければ，自分が最後まで責任をもつ，自分が最後の砦だという覚悟をもつことが重要です。臨床研究は最後の踏ん張りが効くか，が成功のカギを握ります。誰かがやってくれないかなと思っていても絶対に終わりません。これは「外科医あるある」の1つではないかと思いますが，「データは出そろって，論文も骨子もできていて，アドバイスしてくれる人もたくさんいて，あとは誰かががんばって論文を完成させて投稿するだけだ」という状況から遅々として何か月間も進まないという状況をみかけます。「自分がやりだしたことは自分できっちり後始末をする」という理性を維持することが意外にできていないのです。もし，自分のモチベーションが維持できないのであれば，しかるべき人に論文の著者をゆずってあげることも大切です。研究につきあわされた人たち，何より研究に協力してくれた患者さんへの配慮を忘れてはいけないと思います。臨床研究を実施するには，**"責任者としての自覚と覚悟をもつ"**という

ところから再確認する必要があります。

2 平日の業務を休む

　では，自分のモチベーションを維持できたとして，平日深夜や日曜日の自分のプライベートの時間をどれほど費やすことができるでしょうか。なかには朝から晩まで，月曜日から土曜日までバリバリ手術をやって，夜中に論文をガシガシと書いている超人的な外科医もいるでしょう。これまで出会った外科医にもその種の立派な先生方がおられました。しかし，人間の能力には限界があることも事実でしょう。100の力しかないのに120の力を出せといわれれば，瞬間的には出るかもしれませんが，結局持続しません。自分の能力のキャパシティを超えていると，結局はほかのことにしわ寄せが来ます。肝心の手術中の集中力や体力まで損なわれかねません。最初に申しあげたとおり，**外科医にとっては手術を上手にやることが第一の目的であって，研究をするために手術に集中できない**，というのでは本末転倒もよいところです。

　ではどうするか。これもありきたりなことをいうようですが，平日の業務負担を軽くすることしかありません。平日の日中，じっくりと考える時間を確保しなければ，よい研究ができるわけがありません。誰しも経験したことがあると思いますが，夜中や日曜日に疲れた頭で物事を考えていても眠くなるだけなのです。**頭を使う作業は，体の疲れが蓄積していない午前中に集中して行うべき**なのです。週に一度は平日の午前中，病院に行かなくてもよい日を作りましょう。「そんなことはわかっているが現実的に無理だ！」という声が聞こえてきそうです。事実そうでしょう。私も外科医5〜6年目のころにどうしても研究したいテーマをみつけたものの，上司からは「そんなことは土日にやれ」と一蹴されてしまいました。結局私はその病院を翌年に辞めて，丸々2年以上は完全に臨床を休んで研究活動に没頭することになりました。

　人手が少ない地域の第一線病院では，やる気も能力もある若手医師が体力勝負で踏ん張っています。しかし，そのような有望な人材を管理職が見て見ぬふりをし，ぼろぼろになるまで使い倒した結果，心身ともに疲弊して外科医を辞めてしまったり，精神的に追い詰められてトラブルの原因になったり，長期休業を余儀なくされるケースなどいろいろな事例をみてきました。将来のある若手医師にじっくりモノを考える時間すら与えないというのはいかがなもので

しょうか。長期的にみれば，最低でも週に1日平日の研究日を与えて臨床と研究を両立できる環境を作ってあげるほうが，病院には人が集まって活力は増し，地域医療はより活性化するのです。昨今のニュースでも過労死の話題がしばしばメディアを賑わせています。「昔は月に200時間も超過勤務をしたものだ」「金を使う時間がないから1年でひと財産できた」などと武勇談を語る先輩もいるでしょう。しかし問題は"時間"や"給料"ではないのです。自分が人間らしく，**自分の頭で考えて行動する環境があるのかどうかが重要なのです**。

　若手外科医は，日々の診療において自分の裁量で物事を決めることは少ないでしょう。細かいところまで上司の指示どおりにやらねばならない場面もたくさんあります。専門施設になれば，それこそ箸の上げ下ろしまで徹底的にお伺いを立てて進めていかなければならない環境でしょう。もちろん，それは否定しません。これは外科医にとって耐えるに値する重要な訓練なのです。なぜなら**「神は細部に宿る」**からです。外科手術の真髄は細部にこだわり抜く精神的作業だといえるでしょう。徹底的に師匠の考えを知り尽くし，自分の血肉にする，そこに美学を感じない者は外科医とはいえないでしょう。しかし，であればこそ，週に一度はその凝り固まった頭を自由に使って物事を考える時間が必要なのです。肉体のトレーニングも，ただ荷重をかけ続ければよいというものではないでしょう。栄養や休息が必要です。**頭のトレーニングも，「リフレッシュタイム」が必要なのです**。頭の柔軟性をなくしては外科医としても研究者としても行き詰まることは目にみえているのではないでしょうか。

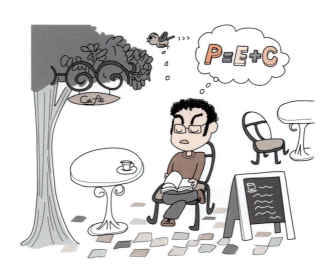

目先の労働力ばかりを要求し，その日その日を自転車操業的にまわしているような病院では臨床研究などできるはずもありません。もしあなたが，現在勤務している病院では十分に時間を確保できないと感じたら，（診療科にもよりますが，1つの目安として）専門医取得のめどが立った段階などを契機に，しかるべき上司に思い切って臨床研究ができる職場環境作りを相談してみましょう。たとえば6年目以上の医師には週1日の研究日と，年間50万円くらいの研究費を与え，臨床研究を学び実践する環境を作るのです。もし，管理者の誰もが聞く耳をもたないようであれば，いさぎよく職場を変えることをお勧めします。

　ちなみに，私が臨床研究の支援を行っている福島県郡山市の病院では，人手不足，若手不足のなか24時間の救急オンコール体制を維持するなどの，ありがちな，しかしひっ迫した地域医療の外科診療の現場がありました。いつまでもちこたえられるのか先行きのみえない状況に，何か手を打たなければなりませんでした。このようなギリギリの状況下で消化器外科医でもある院長先生に「臨床研究の推進」という方針を明確に打ち出していただき，若手外科医が主体となって臨床研究ができる環境，勉強する時間と指導者の確保，などを積極的に行いました。結果的に現状では若手外科医の応募も増え，1人ひとりが平日に臨床研究の教育を受ける機会を得ています。外科診療における大きな時代の流れとして，**臨床研究に力を入れる病院が地域医療を活性化させ，今後の基幹病院として生き残っていくことになるでしょう。**

3　データシート作成に時間をかけない

● CDI^2 2,000以上の入力は自分でやらない

　臨床研究というと，まずはデータ集めからだということで，自分のPCにExcel表か何かを作成し黙々と書き込んでいく初心者の姿をみかけます。しかしこれをやってはいけません。もちろん，研究の実施可能性を知るうえで，カルテ内にどんなデータがあるのかを下調べしておくことは必要です。しかし，データ収集はPE（I）COを十分に吟味し，特にO（アウトカム）をしっかりと固めてから行わないと，二度手間にも三度手間にもなります。

　1つの指標として，**臨床データセット入力指数（CDI^2；clinical dataset**

input index）が 2,000 を超えるデータ収集を 1 から自分でやってはいけません。CDI^2 とは，臨床研究に必要なデータセット作成において，

「CDI^2 ＝未入力件数×未入力項目」

によって算出される指数です。たとえば対象患者が 100 例で，20 項目の入力項目が空欄になっていた場合，100×20＝2,000 となります。項目の内容にもよりますが，私の経験上，CDI^2 ＝1,000 の作業には約 8 時間の確保が目安です。2,000 を超えるとなると，週末を潰してもデータセットすら完成させることができず，研究内容をじっくり考える時間もなくなり，中身の薄い研究になってしまいます。CDI^2 が 2,000 を超える場合には，入力マニュアルなどを作成し，他人にアルバイト代を支払って手伝ってもらいましょう。

たとえば，第 3 章で研修医ギラギラ君が作った RQ について考えてみます。

P：2010 年から 2015 年の期間に胃癌および大腸癌手術を予定された連続症例
E：修練医（外科学会の専門医取得を目的に研修中の医師）が執刀した場合
C：修練医以外（対象施設では全員外科専門医取得者）が執刀した場合
O：重大な合併症の発生割合

これが基本的な PECO で，交絡因子の候補として以下のようなものがありました（→ 80 頁）。

癌の病期分類，腫瘍の大きさ，肉眼型，病理組織型，切除範囲，アプローチ法（開腹手術か腹腔鏡手術か），術前の併存症（種類と重症度），患者の性別，年齢，身長，体重，術前化学療法の有無，出血量，手術時間，患者の希望，手術の曜日，手術時間帯，主治医と研修医の人間関係，主治医と患者の人間関係，麻酔科医の人柄，オペ室の雰囲気

交絡が予想される変数はすべて抽出しておきたいですよね。そうするとすでにこれだけで 21 項目です。そして，当然アウトカム情報はとらなければなりませんので，術後合併症の内容や程度，術後在院日数，再入院や転帰などが必要です。さらに，年齢，性別，術前の併存症の有無や程度など，一般的な項目だけでもこの研究では 40 項目は覚悟しなければならないでしょう。

さて，これらのデータをどこから，どのように集めましょうか。まずは 2010〜2015 年の胃癌・大腸癌の手術症例をピックアップしなければなりませんが，これは医事課などの事務職員の手で可能だと思われます。DPC を導入

している施設であればDPCのデータから病名と術式で引き出すことが可能でしょう。同時にこれらのデータは年齢や性別，入院日，手術日，退院日などのデータは同時に収集できますし，あわよくば（これはあまりあてになりませんが）TNM分類，喫煙，体重，身長なども引き出せます。このような情報を院内の誰が取り扱っているのかを知っておく必要があります。また，麻酔科には麻酔科学会の主導するJSA・PIMSと呼ばれる麻酔台帳の全国登録事業があり，麻酔科が関与した手術症例のデータを必ずとっているはずです。この情報のなかには，ASA-PS（米国麻酔科学会のリスク分類），麻酔法，患者の併存症，手術時間，出血量，輸液量などが含まれており，こちらも協力をお願いして情報提供してもらうとよいでしょう。あとは電子カルテであればそれぞれベンダーによってデータ抽出のやり方が違いますが，手術の申し込みや実施入力から術者や手術時間などの情報を引き出すことができます。また，がん診療拠点病院であれば院内がん登録を行っているはずです。院内がん登録のデータには，癌のTNM分類や行われた治療と実施施設，組織型分類，生死など重要な情報が含まれていますのでこちらも参照するとよいでしょう。**各部門から集めてきたデータをカルテIDと手術日などで紐づけしてデータシートを統合すれば，この時点で収集すべき情報の7割は完成します。**このデータシートの統合に関しては多少のスキルが必要です。PHPなどの言語で自由自在にデータベースのプログラミングができるほどの強者であればなんの問題もありませんが，その方面に詳しい外科医は身近にはあまりいないでしょう。システム系のプログラミングの知識がなくても可能なデータ統合の方法としては，MicrosoftのExcelかAccess，またはFileMaker Proのような出来合いのデータベースソフトのリレーショナル機能を利用すると，比較的簡単に行うことができます。最低限のマクロ・VBAに関する知識が必要ですが，何十時間もかけて1つのデータセットを作る労力を考えれば，このようなソフトの利用法を勉強するほうがはるかに生産的かつ効率的だと思われます。面倒でも自分でやってみると意外にデータファイルの統合が簡単にできるものだと実感できるでしょう。

4　研究資金を獲得する，できなければ自腹を切る

　そこで，次のハードルは予算です。実は十分な研究時間を確保するために

は，平日1日の研究日と，ファイル統合の技術だけでは不十分です。データシートの残りの空欄を埋めていかなければなりませんし，最新のデータにアップデートする作業が必要になることもあります。ここに無駄な時間をかけないためには，最終兵器「お金」を上手に使うしかありません。私自身，かなり膨大な症例数を含む臨床研究の事務局を運営し，大型のデータシートの作成を手がけてきましたが，なかにはかなり厳しいデータ抽出を要求してくる研究者もいました。術後1週間以内の最高体温，術後半年ごとの体重測定の結果をカルテのフリー記載から抽出する，1,000例の症例のなかから癌の再発例をピックアップしさらに再発と診断した根拠と日付を抽出する……などです。これまで，さまざまな臨床医の要望に対応して，研究に必要なデータセットをいかに正確にかつ短時間で作成できるか挑戦をしてきましたが，最終的には人間の「手作業」の部分が必須になります。低予算でデータセットを完成させるためには，この部分をいかに単純化し，簡略化し，医師の作業時間を減らすことができるかにかかっています。

　具体的には調査項目の内容に応じて臨機応変に対応策を練る必要があります。たとえば，血液検査のデータなどは医師でなくても誰にでも数値を入力することができます。しかし，"腫瘍の大きさ"となるとどうでしょう。CT画像のレポートに書かれていればそれを拾いあげることはできますが，書かれていなければ医師以外の作業員にとってはお手上げです。医師のサマリやフリーのカルテ記載に書かれているとも限りませんし，そもそもどこに書かれているのかわからないことも多いです。結局，CT画像を見直して，大きさを測定する作業が必要だということになると，これは経験のある医師にしかできませんし，時間もかかります。たとえば1,000例の患者の腫瘍径を計測し抽出するという場合，まずはCTレポートやカルテ記載から情報収集を試みます。医師以外の職員でも600例くらいはカルテ記載から抽出してもらうことができたとします。残りの400例をどのように扱えばよいでしょうか。私の経験では事務系の入力補助員を2名雇い，4台の画像モニタを同時に使って，画像を次々に出してもらい，大きさを測っては記録，という繰り返し作業を集中して行ったことがあります。自分1人の作業では絶望的な状況と考えられましたが，このときは400例を2日間（約10時間）で入力を終わらせることができました。コストがかかるといっても，2名の事務職員に支払う日当はせいぜい2〜3万円程度ではないでしょうか。ほかにも，1,980例の血液検査データを17項目，10時点で抽出する（1症例につき170項目，$CDI^2 = 336,600$）という途方もない入

力作業を請け負ったこともありますが，このような場合には電子カルテを経由せずに，臨床検査のシステム本体から直接データを .csv ファイルの形式で抽出したほうがよいです。カルテ画面から1例ずつ個々の患者画面を開くには時間がかかりますし効率が悪いです。それでも，膨大な量のデータの整理が必要で，数値やシートの並び替えをマニュアル化したり，論理チェックを入れたりしながら事務職の方に委託しました。この作業に要した事務職の入力時間は約80時間程度で，同じ作業を医師が電子カルテから自分の PC に移し取ることと比較すれば，圧倒的に効率がよい方法ではないかと思います。

　さて，このような人件費は，一介の若手外科医にはおそらく誰も支払ってくれないことでしょう。なんらかの研究助成金などを申請して獲得できればよいのですが，論文業績がないうちはなかなか助成金を勝ち取るのは難しいですよね。論文を書いて業績を作りたいからお金が欲しいのに，業績がなければお金を出さないといわれると何だかモヤモヤしたものを感じることでしょう。しかし，ここではあえて**自腹を切る**しかないのです。この負担費用を高いと思うか安いと思うかは，あなたのモチベーションと研究の価値によって決まります。もし，データセット作成にかかる費用が高額だと思うのであれば，その研究自体を中止してもよいのではないでしょうか。しょせんはその程度の価値しかない研究，またはその程度の情熱しか割けない研究だということです。

　私の尊敬する整形外科医に，独学・独力で臨床研究を遂行し，見事トップジャーナルに論文を掲載した若手研究者がいます。「**研究というのはやりたい人がやればよい。そのために自腹を切るのは苦痛でもなんでもない**」と彼はいいました。臨床研究に対する熱意と覚悟が彼の言葉によく表れています。たしかに，企業に資金を提供させてしがらみのなかで研究をデザインしたり，わずかな予算を惜しんで立場の弱い研修医や後輩医師を酷使してデータを収集しても，結局は研究の質を下げてしまいます。研究の本質を見失うのはこういう医療現場の体質に深い関係があるように思えます。誰しも人生の持ち時間は有限です。どこに時間を使い，何にお金を投じるか。自身の研究に対するモチベーション，人生の何にプライオリティを置くか，もう一度みつめ直すよいきっかけになればと思います。

第6章

4　研究資金を獲得する，できなければ自腹を切る　**203**

5 正確なデータを得るためには業務を変えなければならない

　外科のデータ抽出で最も困るのが"術後合併症"です。合併症があったのか，なかったのか，あとからカルテを読み直してもよくわからないことがあります。術後合併症が抽出しにくい理由は3つあります。

　第一には，**単純な記載忘れ**です。特に軽微な合併症や，術後在院日数の短い手術は忙しい業務のなかでどうしてもカルテ記載が漏れてしまうことがあります。また，退院後の情報は記載漏れが多くなりやすいので注意が必要です。

　第二に**情報バイアス**です。合併症の用語や程度に関する分類・定義が統一されていないため，主治医や記載者によって情報が偏ってしまうことがあります。ひとくちに"創感染"といっても，その判断基準は外科医によって結構差があるのではないでしょうか。麻痺性イレウス，胃排出遅延，無気肺などのカウントも主観的な要素は大きいです。過去のカルテ調査研究では，記述に統一された基準があるとは考えにくく，どうしてもデータの信頼性は低くなります。そこで，前向きに情報を集める場合は臨床試験などではしばしばCTCAE（Common Terminology Criteria for Adverse Events）の用語集が利用されます。この用語集の構成は，器官・臓器別に26のカテゴリーに分類して詳細な有害事象の用語を定義し，またその重症度が示されています。有害事象とは，治療や処置に際して観察される，あらゆる意図しないまたは好ましくない徴候や症状・疾患を指し，治療や処置との因果関係は求めないとされています。すなわち治療と関連がないと考えられる有害事象もすべて包括して定義されるため，副作用，合併症，毒性，手術合併症をすべて含む概念になります。分類の詳細はweb上で参照することができるので，「CTCAE」で検索してみるとよいでしょう。現在version 4が公表されています（2017年10月現在）。また，消化器外科領域では"Clavien-Dindo分類"による重症度分類が有名です。臨床研究においてはこのような用語集を用いることで，主治医の主観による情報バイアスを少なくすることができます。しかしそれでも実務的に微妙な問題は多々出現します（→コラム④，93頁参照）。

　第三に，**"合併症隠し"**です。これは誤解をおそれず申しあげるとすれば，外科医の心理としてあまり堂々とカルテに合併症を記載したがらないわけです。あまり気分のよい話ではないと思いますが，一部の外科医は自分が手術し

た患者に発生した合併症を過小評価する傾向があります。もちろん，大多数の外科医は正確に合併症を評価し，正直にカルテ記載を行っているわけですが，合併症の評価は主観的な部分も大きいため，どうしても性善説だけではデータの質は担保できないというのが事実ではないでしょうか。これらの問題点から，**カルテ調査の研究は前向き研究と比較して，どうしても有害事象・副作用の頻度や程度が過小評価されがちになる**と指摘されています。

　このような障害を乗り越えて信頼性の高いデータを集めるということは，一朝一夕に簡単にできることではありません。そもそもは記入漏れや誤記入，過小評価を防ぐためには日常の診療業務を見直す必要があるのです。

　第一に，なるべく**多職種も含むチームでカンファランスを行う**ようにし，1つの症例をできる限り多くの目で観察し，記録を確認しあうことが重要です。ほかの職種からも自由な発言ができる風通しのよいカンファランスにしなければなりません。

　第二に，定期的に合併症症例のカンファランスを行い，**その場で合併症の認定と Grade の確定を行いカルテに記載を残す**ような業務体制を作らなければなりません。雑談のように話し合いだけして，あとで研修医が記録するなどという方式では絶対にうまくいきません。合併症の記載は，特に術者が上司である場合，研修医が1人で記載するのは難しいこともあるからです。上司の不興を買うということもそうですが，さらには訴訟問題などが生じた際に研修医が可能性として挙げた合併症について揚げ足をとられたといった，実際の事例もあるからです。

　今となってはよい思い出ですが，私が卒後5年目のころ，ちょっとした合併症に関する記述や言いまわしが原因で，当時の執刀医に呼び出され「お前は外科医の気持ちがわかっていない！」とこっぴどく叱られたことがあります。同じような経験をした外科医は多いのではないでしょうか。「これは縫合不全なのか，腹腔内膿瘍なのか」といったグレーな臨床像に関しては，カンファランスで皆の合意を得て，その時点で蓋然性の高いものを記録するという，フェアな情報公開ができる環境を作っていかなければなりません。

　そしてその記載は，あとから情報を抽出しやすいように入力する場所や変数のフォーマットを決めておく必要があります。電子カルテシステムが普及し，カルテ情報の抽出はある程度しやすくなっていますが，自由なテキスト形式で記載していても系統的にデータを抽出することができません。中規模以上の病院で採用されている電子カルテシステムは，Fujitsu の HOPE EGMAIN® と

第6章

5　正確なデータを得るためには業務を変えなければならない｜**205**

NEC の MegaOak® が大きなシェアを占めています。これらの電子カルテシステムを利用している場合には，テンプレート機能を利用して，あらかじめ収集すべき項目を設計しておくと，一括して入力データを抽出することができます。日々の業務で入力方式を統一し，学会前になってあわててカルテを開き直すような手間を省くことが，自分の勉強時間を確保する第一歩ではないでしょうか。現状の IT 技術をもってすれば病院内のデータベースなどはすぐに構築することができます。しかし**問題は IT 技術の壁ではなく，入力する医師側の意識の壁**なのです。これまで慣れてきた業務形態やカルテ記入方法を変えることに抵抗を感じる外科医は多いですが，今後収集すべき情報はどんどん増加していきます。「あとでまとめて入力すればよい」「誰か入力してくれる人を雇ってくれないかな」などと考えていても結局は進みません。特に合併症や術後診断などは "外科医" がカルテにきちんと記録していなければ誰も拾いあげることなどできないのです。大学病院のようにトップダウンの指示系統が確立していて在籍医師数の多い組織であれば強引な力技でデータベースができてしまうのかもしれませんが，ギリギリの人数で業務をこなしている一般病院では医師の負担をどうやって減らせるかを考えながらデータ集積を行わなければなりません。すなわち，外科医自身の柔軟性が求められているのです。データ入力に関して慣れない入力フォーマットを受け入れること，記録の仕方を変えることなどは非常につらいことでしょうが，IT 技術を活用するためには自分のこだわりを捨て，診療スタイルを柔軟に適合させていく必要があるのです。カルテ記録の方式を科内だけなく病院内で統一し，臨床業務としてのデータ入力作業と研究目的としてのデータ収集作業を別個に行うという時間の無駄遣いから脱却できるかどうかが，臨床研究を遂行できるかどうかのカギを握ることになるでしょう。

6 メンターをみつける

　さてモチベーション，時間，お金について述べてきました。お気づきの方も多いと思いますが，時間とお金を確保するには，モチベーションがそもそもの起爆剤であり原動力なのです。では最後に，そのモチベーションをどのように高め，維持するのかという「そもそも論」に帰結して本章を終わりたいと思います。

結論からいうと，自分で自分自身のモチベーションを高めることは難しいということです。自力の力で殻を破って外に飛び出すパワーのある人はなんの問題もありませんので，この節は飛ばして読んでいただければと思います。しかし私も含め多くの人間は残念ながら非力で，自分の殻は他人に叩いて割ってもらわないと先に進むことができないのではないでしょうか。

　他人に自分の殻を割ってもらうためには，ただ待っているよりも実際に足を運んで人に会い，話をよく聞き，質問をぶつけるほうがよいと思います。私は大学院時代に主に再生医療の実験外科的なことをやっている研究室に所属していました。実にのびのびした環境で，自分の興味のある研究を自由にやらせていただいたのですが，ハンズオンの指導というものはほとんどありませんでした。その教室の枠にあてはまらない研究をやろうとすると，誰もノウハウをもっていないので自分で主体的に動いて解決しなければならなかったのです。ただ待っていても何も始まらないので，大学の講義に限らず近場で開催しているセミナーや研究会にどんどん出かけて行って，まずは誰が何をしているのかという情報を集めることにしました。行ってみたらあまり関連がなく無駄足だったなと感じたこともありましたが，逆に思わぬ収穫を得る機会もたくさんありました。その研究の世界の全体的な流れを知ることで，自分の頭のなかで考えていたことがいかにもちっぽけな問題だったと感じることもあれば，その道の大家とされる人でもあまり深くは追究していないなと感じることもあります。いずれにせよ自分の視野を広げるよいきっかけになります。

　そして自分のやりたいことに関連のある研究があると思ったら，まったく知らない先生でも，他大学の先生でも，遠方でも，とりあえず面会を申し込んで会いに行くことをお勧めします。著作論文を読むということと，実際に対面で話をするのとでは得られるものがまったく違います。もちろん，こちらも手ぶらで会いに行くわけにはいきませんから当然相手の業績となる主要な論文は熟読しておかなければなりませんし，関連する研究者の論文にもできる限り目を通してから，自分の研究の進捗や疑問点を整理し短時間でプレゼンテーションする準備を周到にしておかなければなりません。これらは学会発表をするよりもずっと大変な作業ですが，よいトレーニングになります。ほかの分野の専門家に自分の研究を説明して興味をもっていただく，ということは本当に大変なことです。もちろん，相手はお忙しい研究者ばかりですので面会すら応じてくれないことや遠方に出向いても相手の急な用事で会えなかったこともありました。しかし振り返ってみればこれらすべてが，無駄ではなかったと思います。

6　メンターをみつける | **207**

科学にせよ医学にせよ学術研究は，信頼に基づいて成り立っています。自分の研究テーマについてどれだけ真摯に向き合ってきたかということは，実際に面会して話を聞いてみると伝わってきます（そのためには，もちろんこちらも相手の研究について十分な基礎知識がなければなりませんが）。このような経験を通じて衝撃的な出会いがいくつかあり，今でも心の中で勝手に自分の師匠（メンター）と位置づけている研究者も何人かおられますし，実際に共同研究を通じて指導を受け名実ともにメンターと思える研究者もいます。所属する組織の上司だけでなく，自分の興味に応じて幅広い出会いを求め，メンターとなる研究者をみつけ，殻を破ってもらいながら自分の研究スタイルを確立していく作業は実に楽しいものです。

　最後になりますが，私自身もこれまで医局，学閥，流派，診療科，職種に関係なくたくさんの臨床研究に自ら首を突っ込んだり，相談を受けて支援をしたりしてきました。実際に論文発表にこぎつけた外科医もたくさんいます。webサイト「外科領域の臨床研究」(http://fukushimamed.com) の問い合わせフォームからお気軽に連絡をいただければ，可能な限り対処させていただきたいと思います。

第6章のまとめ

(1) 研究を最後まで遂行するためには，1人でやりきる覚悟が必要。
(2) ただしモチベーションだけでは継続できない。時間とお金が必要である。
(3) 業績がなければ研究費を獲得するのは難しい。壁を破るためには，多少の自腹は覚悟する。
(4) 自発的に自分の頭で考える時間的余裕がない職場では臨床研究の実施は不可能である。上司に理解を求めるか，職場を変えるかの決断が求められることもある。

第7章 終章

研究倫理・不正について

　最後の章は，「**研究倫理**」について一緒に考えていきたいと思います。最後の章といっても軽んじているわけではありません。むしろ私自身は臨床研究において，また医療そのものにおいても，この「倫理」が一番大事な柱だと認識しています。外科に限らず，医療技術の評価に関する倫理については，「政策決定に関する倫理」と，「研究に関する科学者としての倫理」の2つの論点があります。本書で扱うべきは後者の研究倫理に関するものですが，最近外科領域において医療技術評価の話題を耳にする機会が多くなりましたので，まずは前者の医療技術評価の倫理的側面に関しても簡単に述べておきたいと思います。

1　HTA (health technology assessment) とは

　外科の手術手技や器械の性能などを評価するにあたり，これまでは医学的な有効性について第一に注目されてきました。本書でも，介入の有効性に関する科学的根拠，エビデンスとは何か，を追究するための臨床研究の方法論について議論してきました。しかし，現代社会において，医療の介入は科学的有効性さえ証明されればなんでもやってよいわけではない，ということはいうまでもありません。医療費が保険で賄われている有限の社会資源である以上，コストパフォーマンスに関する議論は必要でしょう。また，生存期間に重きを置くのか，QOLや尊厳の維持を重視するのか，社会の方向性をみすえた議論も必要でしょう。そして何より，**医療現場では常に「倫理」と向き合って決断を下し続けなければなりません**。難しいのは，倫理とは議論の範囲によって正反対になることがある点です。医師と患者，およびその家族といった小さな範囲では，常に有効で高額な医療（緩和ケアも含む）が正義になるでしょうし，病院全体という枠組みでは限られたマンパワーや資源をどのように配分し，収益と

のバランスをとるかを考えることが正義になるでしょう。また地域社会という枠組みでは弱者救済の視点や病者以外の健康な市民への公平性も欠かせない正義です。国家レベルとなると成長戦略としての医療という視点，国際比較からの適正な医療水準という視点も出てくることでしょう。

　そこで，最近ではHTA (health technology assessment) という用語を外科医療のなかでも頻繁に耳にするようになりました。これには，複数の定義がありますが，一文でまとめるとすると，「医療技術の評価を集学的に行い，患者中心の医療政策を進めるための手法」と考えられます。"集学的に"というのは，医学的のみならず，社会学的，経済学的，倫理的な視点を含めた学術的プロセスを指しています。しかし，多くの臨床医が「医学的評価」の次に注目するのは「経済的評価」ではないでしょうか。最近の外科系の学会においても，このHTAに関連したセッションがプログラムされていることが多くなりました。しかし，HTAは集学的な政策議論であると前提しておきながらも「倫理」を取りあげて議論する演者はほとんどみかけません。HTAと題された発表の多くは実質的に増分費用効果比（ICER：incremental cost-effectiveness ratio）や質調整生存年（QALY：quality-adjusted life year）などの議論に終始しているのが現状です。このような医療経済の教科書的な理論については臨床医向けのわかりやすい書籍も出版されており，多くの若手外科医にも知られるところとなりました。そこで今後HTAを議論するにあたり大切なことは，欧米からの医療経済の学問を輸入することではなく，わが国の医療や健康の価値基準について，わが国の国民がどのように考え，どのような方向性を目指していくかという「社会学的」「倫理的」観点からの研究になってくるのではないでしょうか。この部分は，宗教や死生観などの価値観がまったく異なる欧米から輸入することはできません。自分たちの社会や文化に根ざした医療というものがどうあるべきか，自分たち自身で議論しなければ進まない問題なのではないでしょうか。HTA関連の議論をみるに，どうしても医療経済の考え方を学んだり，システムを輸入することばかりに偏っていて，いったいこの国はどういう方向を向いているのか，というのがみえてきません。世界中でも高齢化社会の先陣を突き進むわが国こそが，率先して考え，世界に発信していくべきなのに，です。

　具体的にいえば，助かる見込みの少ない目の前の重症患者にどこまで積極的な治療を施すかという問題提起は，難破船から脱出した定員いっぱいの救命ボートに乗っている人が，新たに溺れて助けを求めている人を救いあげるべき

かという問題と似ています。目の前で失われる生命を救済したいという気持ちは人間誰しもがもつものですが，安易な行動はさらに多くの生命を危険にさらす可能性があるという究極の選択です。理性的には，見捨てるのもやむをえないという結論になるでしょうか？ または，このような不運な弱者を救うセーフティネットを作ってきたからこそ，社会はここまでの繁栄を築いたのだという意見もまた理性的であり正論でしょう。人間社会は真に弱肉強食ではなく，ハンディキャップを背負った者をも包含して生息する道を選んだがゆえに多様性を獲得し，厳しい環境を乗り越えて生き残ってきたのだといえるからです。このような議論は，臨床医や厚生労働省の官僚だけが行うことではなく，国民全体が議論すべきことです。本来，有権者の代表である政治家が議論し政策を進めるべきところなのでしょうが，わが国のよくあるパターンとして何か新しいことを始めようとすると大勢の利害関係者が寄ってたかって議論を妨害して，何がなんだかわからなくして先に進めなくしてしまいます。

英国保健省の医療技術評価機構である NICE (National Institute for Health and Care Excellence) は，医療技術の評価に経済評価を含めているとして注目されていますが，それ以上に注目すべきは Citizens Council report でしょう。NICE は有識者を集めた市民会議を開催し，前述のような「目の前の死にゆく生命を救うために，何を犠牲にしてよいか？」といった医療現場における極めて実際的な疑問について議論する場を設けています。3 日間ほどかけて集中的に議論を行った結果が Citizens Council report として発表されています。この議論は直接的に政策を決定する法的制約は何もないのですが，国民が直接議論し結論を出すというところに意義があると思います。

高額な薬剤，医療器械が次々に登場し，その費用対効果がクローズアップされることが多くなりましたが，現場の外科医にとって重要なことは，今，目の前の患者に使うべきかどうかということなのです。認知症患者ではどうか，寝たきり状態ではどうか，高齢者ではどうか，小児ではどうか，医療費の自己負担がない患者ではどうか，さまざまな問題点があります。臨床研究の方法論から少し話題が外れましたが，「医療技術評価の倫理的側面」についても考えてみる価値があると思い本項を入れさせていただきました。

column ⑫ 器械と薬剤の違い

　医薬品と医療機器ではその開発や評価法も違ってきます。医療機器の開発は，医薬品と比べて中小の企業が参入しやすくベンチャーも多いです。開発デバイスのライフサイクルは医薬品よりも圧倒的に短く，現場のニーズやアイディアによって短期間での入れ替わりが多いのも特徴です。また，医薬品では原則としてプラセボコントロール・ダブルブラインドによるランダム化比較試験による検証が必要となりますが，医療機器の臨床試験はブラインド化されたものは少なく，小規模の単アームの結果のみで申請されることもあります。過去の症例と比較するようなヒストリカルコントロールでの評価もしばしば許容されますが，ただでさえ使用者の技量に影響される医療機器の臨床試験結果は，大規模な臨床試験で評価を行う医薬品よりも一般化可能性は低いといわざるをえません。

　また，臨床医にとって医療機器を評価する際の決定的な違いは，外科医にとって使いやすいかどうかという主観が大きく関与する点にあるといえます。たとえば医薬品では H_2 ブロッカーよりもプロトンポンプインヒビター（PPI）のほうが強い制酸作用があるといわれれば，特に大きな副作用もなさそうなので PPI に切り替えるのは容易なことと思います。しかし，手術で用いる自動縫合器やエネルギーデバイスの類はどうでしょうか。ある時点で切り替えるというよりも，まずは落ち着いてゆっくりできそうな術式や症例を選んで，少しずつ試していくことになるのではないでしょうか。新しい技術は不具合が生じて使われなくなったり，逆に成功体験によってだんだんと使用回数が増えたりと一進一退を繰り返しつつ普及していくのだと思います。たとえ，一部の施設で行った臨床試験の結果がよかったとしても，外科医は安易に自分の手に慣れた手技や器械を捨てることはできませんし，安全性を考えれば賢明な判断でしょう。逆に，器械を売り込む業者さんの立場からみれば「患者にメリットがある」という点を強調するよりも，外科医の手術中のストレスが緩和されるなど，「外科医へのメリット」をアピールする必要があるでしょう。

2 研究倫理と不正行為

● 研究不正は報告しなければならない

　まず研究不正にあたる行為として世界共通の認識は fabrication（ねつ造），falsification（改ざん），plagiarism（盗用）の３つであり，頭文字をとって FFP などと呼ばれます。世界中で毎年たくさんの不正行為が発覚し，論文が撤回されています。しかし誠実な研究と，不正行為の間にはグレーゾーンがあります。これが「好ましくない研究行為（QRP；questionable research practice）」と呼ばれ，科学の進歩や社会の発展を妨げるものと指摘されています。2010年に制定された「研究公正に関するシンガポール宣言」では共有すべき価値，研究者の責任について述べられていますが，そのなかで「無責任な研究行為の報告」というものがあります。ここには研究者は FFP だけでなく，不注意や誤解を招く分析方法に気がついた場合には関係機関に報告する責任があると述べられています。

● 失墜するわが国の医学研究の信頼性

　最近の臨床研究における研究不正としては，社会をゆるがす大スキャンダルとなった「ディオバン事件」*が最大級のものでしょうか。また基礎研究においても同時期に多能性幹細胞の誘導に関する研究論文の不正行為が明らかとなり，ここ数年来でわが国から発信される医学論文の信頼性が大きく損なわれたといわれています。特に循環器の領域では，欧米の reviewer による日本人の臨床研究論文に対する風当たりが強くなり，理不尽なコメント付きで reject

---

*ディオバン事件：降圧薬であるディオバン（一般名：バルサルタン）の医師主導臨床研究に，製造元であるノバルティスファーマ社の社員が統計解析者として関与して人為的なデータ操作などの不正がみつかったとされ，一連の論文が撤回された事件。2007年，The Lancet で発表された論文を皮切りに，5大学の論文に次々と不正が発覚した。各大学はあわせて11億円以上の奨学寄付金を受け取っており，利益相反問題を公表していなかった。2017年，医薬品医療機器法違反（虚偽広告）に問われた裁判で，東京地裁は，「意図的な改ざんであった」などと不正を認定したものの，「それ自体が購入意欲を喚起・昂進させる手段としての性質を有するとはいいがたい」として，ノバルティスファーマと同社の元社員には無罪判決がいい渡された。

されるという訴えも聞かれます。

　基礎研究では，新しく開発した方法で目的とする細胞がまったく誘導できなかった，という結果ではどのように料理しても論文として発表するのは難しいかもしれません。しかし，臨床研究では結果が negative であっても報告する価値はあります。negative な結果を知ることも医師や患者にとって大きなメリットがあるのです。では単純な疑問として，なぜ素直に「ディオバンの有効性は証明できなかった」と結論づけることができなかったのでしょうか。一言で説明すれば，大学の講座が企業からお金を受け取っていたからでしょう。ディオバン事件において，ノバルティス社は，複数の大学に合計 11 億円以上もの研究奨学金を支払っていたことがわかっています。これらの資金の名目はあくまで「奨学寄付金」であり，企業の利益につながる研究に対して使用しないというのが建前でした。しかし常識的に考えて，これだけの資金をつぎ込んでおきながら，有効性を証明できませんでした，という結論でおずおずと引き下がるほど企業は甘くありません。最初から結論ありきの有効性を「出す」ために，さまざまな手段で行われた不正行為が法廷で明らかになっています。

　本書でもくどくどと説明してきたことですが，介入の効果を証明するためにはダブルブラインドのランダム化比較試験を行うことが現状で最も有効な手段でした。しかし問題となった 2 つの臨床試験では，主治医と患者には割り付け結果は開示されており，主治医はイベントの発生をエンドポイント委員会に報告し，そしてその報告されたイベントがあらかじめ定められたエンドポイントに合致するかどうかを判定し，カウントするという方法がとられました。もちろん委員会の構成員には割り付け結果は開示されていません。これを PROBE (prospective randomized open blinded endpoint) 法と呼びます。この方式では，アウトカムを評価する委員会では割り付けがわからないので比較的公平性が保たれるだろうといわれていましたが，ディオバン事件の 2 つの臨床試験では，非ディオバン群の患者ばかりにイベント（心不全による入院，狭心症による入院など）が多く報告され，ディオバン群ではあまりイベントが報告されないという事態が起こりました。入院の理由などは主治医の裁量である程度コントロールできますので，割り付け結果を知っている主治医は非ディオバン群の患者がなんらかの事情で入院した際には，特に根拠がなくとも狭心症による入院などとして報告していたようです。原則として PROBE 法を採用する場合には，死亡や明らかな心筋梗塞の発生など，ごまかしようのない客観的なアウトカムを設定する必要があるとされているのですが，それはこのような

214 ｜ 第 7 章　終章　研究倫理・不正について

不正行為を予防するためなのです．ところが，この臨床試験では堂々と主観的なアウトカムを含めた複合エンドポイントを設定し，ディオバン群が心不全による入院，狭心症による入院を圧倒的に減らしたという結果を出してしまいました（なお，総死亡率，心臓死，心筋梗塞などのデータの操作が難しいアウトカムでは差がありませんでした）．

　外科の世界では，このような何億もの研究費を受け取って特定の企業の臨床試験に肩入れするという機会自体が少なく，なんだか遠い世界の話をしているようにも感じますが，この事件の細部には外科にも共通する臨床試験や臨床研究の危険な罠がたくさんあることがわかります．決して対岸の火事ではなく，また別世界で発生したまれな事例ではないのです．特に外科医に限らずですが医学研究発表には，無意識に結果を粉飾するという文化が強く根づいており，一歩履き違えると不正行為につながるリスクをはらんでいるのです．

 ## なぜ外科関連の研究には spin が多いのか

　臨床研究において，思ったような結果が出なかった場合の対処法としてしばしば以下のような手法が用いられます．

① 都合の悪い結果を出さない：副次的なアウトカムで明らかに仮説に反する結果となっているがあえて出さない
② 有意差の出たアウトカムを過度に強調する：副次的なアウトカムをたくさん設定しておき，1つでも有意差が出ればその結果に沿ってストーリーを組み立てる
③ 問題症例を省く：恣意的な除外基準を設けて，結果が不利になる症例を除外できるように工夫する
④ 比較対照を変える：A群対B群という群間比較を計画していたが，結論はA群のなかでの前後比較（群内比較）を行い，介入の有効性を論じる
⑤ あとから仮説を変える：優越性を評価しようとしたが有意差が出なかった場合に，安全性や非劣性を証明したという表現を使う

　実は私も，研修医のときには学会場で全国の先輩外科医のプレゼンテーションを聞きながらあまり悪気もなくこれらの手法を学び，むしろ学会発表のテクニックとしてとらえていた時期もあります．それくらい，これらの手法は外科

医の世界に蔓延しているように思います。これらは立派な研究不正だと断定する研究者もいると思いますが，明らかな FFP ではないので，不正行為というよりも「不適切な行為」または「spin」と表現する人もいます。

　このような spin は外科系の学会でよくみかけるのですが，前述のディオバン事件のように研究費獲得のために行ったというより，どちらかといえば「職業病」に近いものではないかと考えています。つまり，外科医にとって大事な資質としてポジティブな性格や前向きな考え方が好まれるという面があります。たしかに手術前のインフォームド・コンセントは大切ですが，外科医が深刻な面持ちで最悪の可能性ばかりを患者に伝えていると，ただでさえ手術を受けることに不安を感じているのに，ますます恐怖心があおられて手術を拒否するという患者さんも出てくるでしょう。もちろん想定される合併症や後遺症などについて十分に説明を尽くすべきでしょう。しかし，外科医の本懐はこのような不安を乗り越えて「先生にならおまかせします！」といってもらえることにあります。そのためには，信頼関係が十分に構築されていない時期に合併症の説明についてあまり過度の力を入れたくないものです。かといって，実際には非常にまれな合併症についても説明をきちんとしなかったということで多くの医療訴訟が起きている現実もあり，なかなか難しい機微ではありますが，本書を手にする外科医のみなさんであれば「なんとなく」察していただけることと思います。

　ともあれ，ポジティブな発言をする外科医は上司にも患者にも好まれます。たとえば私は消化器外科医ですが，上司が手術した患者さんが発熱したという状況で「これは縫合不全を疑って検査したほうがいいと思います」などというデリカシーのない言動は厳に慎むことにしています（笑）。一見して「これはあやしいな……」と直感していたとしても，「ちょっとした誤嚥で熱が出ることもありますよね。点滴ラインのところが少し赤くなっていたので入れ直しておきました。抗菌薬で少し様子をみましょう」などと，できる限り術者や患者さんが一番気にしているであろう「その」合併症に関しては自分のなかで注意を払いつつも，一直線には触れないことにしています。どうせ私がいわなくても術者は「その」合併症を一番おそれているに決まっていますし，また実際に想定外の合併症が起こっている可能性も念頭に置くべきだからです。安易に「縫合不全」といった単語を出して術者を不安に陥れると，意識がそこに集中しすぎて，柔軟な思考ができなくなったり，過剰な処置を誘導し二次災害を起こしたりする危険性もあります。そのような配慮もあり，若手外科医というのは，

術後管理を円滑にするうえでも，無意識のうちにポジティブな言動をとっていることが多いのです。実に涙ぐましい話ですね（笑）。

　さてこの習性は，ついつい学会発表でも発揮されてしまいます。「最近うちの外科はがんばっているし，私が工夫した新しい術式に患者さんも満足している。さぞかしよい結果が出ているのだろうなぁ……」と直接はいわれないにしても，そういう思いで身を粉にしてまい進している上司を目の前に，「それ，あんまり意味ないっすね」などということはポジティブな若手外科医は口が裂けてもいえないものです。人間関係を円滑にするためにも，なんとかしてよいところを探そうと努力したりもします。はじめは，さまざまな切り口で組み合わせを変えては統計学的検定を繰り返したり，連続変数のカットオフ値を動かしたりして，有意差を探すようなことから始めるのかもしれません。そのうちに，対象の組み入れ期間を前後にずらしたりして都合の悪い症例を削除する，などと深みにはまっていくのかもしれません。純粋に上司や同僚を喜ばせるためのspinであれば途中で引き返すこともできますが，万一製薬企業などの利益にかかわる研究結果などを安易に出してしまうと，さらに深みにはまる危険性があります。臨床医が考えている以上に企業は自社の利益を追求し，利用価値の高い医師を探しています。ディオバン事件で製薬企業に利用された医師らは主に基礎研究の専門家であり，臨床研究に関しては素人同然だったようですので，知識も経験もないほうが企業にとっても好都合な獲物と考えられたのかもしれません。いわゆるFFPはもちろん論外ですが，最初から悪意をもってこのような手段をとる臨床医は少ないでしょう。小さなspinの繰り返しが次第に臨床研究の報告についての倫理感覚を麻痺させ，やがては，臨床研究者としての活動に致命傷を与える不正行為に陥ってしまうのではないかと推察します。学会発表や論文執筆におけるspinをなくしていくためには，業務上の常識や風習が臨床研究の成果を発表することとはまったく別問題であることを自覚することが必要です。同僚や上司への気遣いと科学に対する健全な姿勢をしっかりと区別する，そういう若手教育も今後重要になってくるでしょう。

4　医学研究指針の改正と個人情報を取り巻く現状

● 倫理指針改正の背景

　第1章の冒頭でも触れましたが，2016年は「人を対象とする医学系研究における倫理指針」（平成26年文部科学省・厚生労働省告示第3号，以下"倫理指針"）の改正案に関する議論が紛糾し，臨床研究に携わる医師にとってはその行方に恐怖を感じ続けた1年といっても過言ではありません。2017年5月30日より改正個人情報保護法が施行されるにあたって，臨床研究における個人情報の取り扱いにも議論が波及し，倫理指針の改正を余儀なくされたのです。この倫理指針の改正が，これまで医師が自主的に行ってきた学会発表などにどのような影響を与えるかについてさまざまな情報，推測，憶測が飛び交い，最悪の場合ほとんどの臨床研究は実施できないところまで追い込まれる可能性が出てきたのです。

　指針見直しのそもそもの背景は，医学研究というより商用の顧客データの流出や迷惑メールの急増などを含めた昨今の個人情報管理の問題を受けて，より強固な個人情報保護の法整備が必要になったことにあります。もともと2003年に制定された個人情報保護法が，IT技術の急速な発展により当初想定外の事象（ビッグデータ活用，グローバル化，それに伴うサイバー犯罪の増加やセキュリティ強化の必要性）に対応できなくなってきたということです。そして，医学研究においても重要な個人情報を扱う機会が生じるため，研究対象者（主に患者）を守るためのルール設定が必要になったのですが，倫理指針の内容は非常に読解困難な文章になっており，一般の臨床医が時間を割いて熟読するにはかなり高いハードルとなっています。原因の1つは臨床研究というのは実施する施設によって適用される法律が異なることから，2017年2月28日の改正で統一的ルールを整備したという経緯があるからです。具体的には私立大学や私立病院などの民間事業者であれば「個人情報保護法」，国立の研究所などであれば「行政機関個人情報保護法」，独立行政法人や国立大学であれば「独立行政法人等個人情報保護法」，公立大学，公立医療機関，地方公共団体であれば「個人情報保護条例」が適用されますが，改正倫理指針ではこれらを統一しようということです。

倫理指針には，倫理審査委員や施設長が知っておくべき事項が多く含まれており，非常に分量が多くなっていますが，実際に臨床研究を主導する研究責任者が理解しておくべき内容は限られています。倫理指針のどの内容が誰を対象に書かれているのかがわかりにくいという点もやっかいです。若手外科医が行う臨床研究にとって倫理上の問題となりそうな部分は，「第5章 インフォームド・コンセント等」の「第12 インフォームド・コンセントを受ける手続等」における「(2) 自らの研究機関において保有している既存試料・情報を用いて研究を実施しようとする場合のインフォームド・コンセント」のうち「イ 人体から取得された試料を用いない研究」の項となります。これがカルテ調査による観察研究に相当します。これまでは「連結不可能匿名化」または「オプトアウト」の2点を行うことによって，データ使用が認められていました。連結不可能匿名化とは，研究に用いるデータセットから個人を特定できる情報が完全に切り離されており，再度患者データに戻ることができない状態を指します。また，オプトアウトとは，患者の拒否がなければ対象に含めてよいということです。つまり，院内の掲示板やホームページに「このような臨床研究をやりますが，自分のデータを利用してほしくない場合は申し出てください」と告知しておけばよいということになります。

◉ 個人情報保護法の改正が臨床研究に未曾有の危機をもたらした

　倫理指針改正によって，「連結不可能（可能）匿名化」という用語は廃止され*，また新たに「要配慮個人情報」が定義されました**。ここで重要なこと

---

*［連結可能匿名化，連結不可能匿名化の用語見直し］
　これまでは，匿名化したデータのなかでも必要に応じて特定の個人を識別できるような番号を付して，対応表を残す場合を「連結可能匿名化」，対応表を残さない場合を「連結不可能匿名化」としていたが，ゲノムデータなどの情報が含まれていると対応表がなくても個人の特定が可能になることから，連結可能匿名化，連結不可能匿名化の用語は廃止された。
**［個人情報保護法関連の用語のまとめ］
・個人識別符号：特定個人の身体の一部の特徴を変換した文字・番号・記号などで個人の特定・識別が可能なもの。(例) ゲノムデータ。
・要配慮個人情報：本人の人種，信条，社会的身分，病歴，犯罪の経歴など差別や偏見などが生じないように配慮が必要な情報。(例) 診療録，レセプト，健診結果。
・匿名加工情報（非識別加工情報）：個人情報を加工して個人の特定ができないようにした情報。復元もできないようにしたもの。
注）"匿名加工情報"と"非識別加工情報"は同じ意味だが，定義する法律が異なる（個人情報保護法により定義された用語が匿名加工情報，行政機関個人情報保護法または独立行政法人等個人情報保護法により定義された用語が非識別加工情報）。

4　医学研究指針の改正と個人情報を取り巻く現状　**219**

は，要配慮個人情報の中に「病歴」が含まれている点です。つまり研究対象となる患者の病名や治療経過などを学術利用する際には本人の同意取得が必須であると解釈できます。もしそうなると，学会発表の演題の大多数を占めるカルテ調査研究などは全滅してしまう懸念があります。実際に病歴を含まない臨床研究はほとんどないでしょうし，対象者全員に同意をあらためてとるのは現実問題として不可能だからです。たとえば，「いわゆる」後ろ向きの症例集積研究において，過去に手術をした500例の手術成績を発表するなどという場合に，500人の患者すべてに連絡を取り，研究に組み入れることの同意を得なければならないということです。当然，対象者のなかには住所が変わっていて連絡がとれない人，意思表示が難しい人，すでに死亡している人なども含まれており，こうした同意を取得できなかった人たちを研究対象から外してしまうと，その結果はまったく意味を成さないものになってしまいます。そこで一時期はこの法が定める例外規定という部分を利用して，細々と臨床研究を行うしかないという説が濃厚になっていました。

　しかし，2016年10月に倫理指針改正に対するパブリックコメントが募集され，非常に短い期間でしたが個人や学会からいくつかの意見書が提出され，少しずつ風向きが変わってきたのです。最終的には観察研究はこれまでどおりオプトアウトの手続きのみで実施可能となり，多くの臨床医が胸をなでおろしたという状況です（もちろん，介入研究は事前にインフォームド・コンセントが必須であることに変わりありません）。ここに至るまでには関係省庁である文部科学省・厚生労働省・経済産業省の職員も手探りの部分，はっきりと決めかねている部分があり，まったく着地点がみえない状況でした。これらの動きのなかで特に注目を集めたのは，日本医学会の高久史麿会長（当時）のお名前で関連省庁に非常に充実した内容の要望書が提出されたことと，また各関連学会に呼びかけがあったことです。臨床医が自主的に行う臨床研究がいかに医学の発展に資するものであるか，という心打たれる内容の要望書であり，敬意を表すべき行動と思います。ただし数ある「外科」と名のつく学会のなかでも，このことに危機感をもってホームページ上でパブリックコメントを募集したのは日本脳神経外科学会だけのようでした。今回の個人情報保護法の改正背景と倫理指針に与えた影響については決して対岸の火事ではなく，若手外科医の臨床研究にも直結する重要な問題です。これらの意味するところや経緯をよく理解したうえで入念に作成していくと，より深みのある計画書を記載することができるでしょう。

● 倫理的配慮に関する記載例

　倫理的配慮の項には，施設ごとの提出用雛形に合わせて記載する必要があると思いますが，ここでは最も触れる機会の多い観察研究・カルテ調査研究の場合の記載例を紹介します。

　第一に国際的な常識（ヘルシンキ宣言），国内の法令（倫理指針），研究プロトコール（自分で作成したもの）の順で倫理的判断を下すことを明記します。

記載例①　ヘルシンキ宣言に関する記載

> **臨床研究の倫理的実施**
>
> 　本臨床研究は，ヘルシンキ宣言に基づく倫理的原則に留意し，「人を対象とした医学系研究における倫理指針」および本プロトコールを遵守して実施する。

　次に，倫理審査委員会の承認を必須とすることを明記します。

記載例②　倫理審査委員会に関する記載

> **倫理審査委員会**
>
> 　研究の場である○○病院（多施設の場合は協力施設すべて）の倫理審査委員会の承認を得て研究を実施する。倫理審査委員会では，臨床研究計画書，同意説明文書，症例報告書の記載内容等に基づき，倫理的，科学的および医学的妥当性の観点から研究の実施および継続について審議を行う。

　さらに，同意取得の必要性・方法について記載します。今回の場合はオプトアウトだけでよい研究とします。

4　医学研究指針の改正と個人情報を取り巻く現状　｜　221

| 記載例③ | オプトアウトに関する記載 |

　本研究は横断的な調査研究である。研究対象者に新たに加わる侵襲および介入はなく，個別の同意取得は行わない。また，○○病院の公式ホームページ内にて，本研究の意義・目的・利用するデータ項目，対象者の組み入れ基準などの情報を公開し，研究実施または継続されることに関して，対象者が拒否できる機会を保障する。同サイト内に問い合わせ，苦情等の連絡窓口・研究責任者を明記する。

　最後に，個人情報保護の方法については最近のトピックスでもあり，倫理審査委員からの質問も想定して詳しく記載しておくとよいでしょう。

| 記載例④ | 個人情報保護に関する記載 |

個人情報の保護

　個人情報の取り扱いは，改正個人情報保護法（2017年5月施行）および「人を対象とした医学系研究における倫理指針」第6章第17項に準拠し，厳重に行う。診療録から抽出された病歴などの要配慮個人情報はすべて連結匿名化された被験者識別コードまたは登録番号により管理される。これらの処理はすべてインターネット回線と接続されていない○○医局内（外部からの侵入者に対するセキュリティが確保されている鍵付きの部屋であることがわかればよい）に設置されたPC内で実施し，データセットはパスワード付ハードディスクに保存する。このハードディスクはデータ管理担当者（第三者に協力を依頼しておくとよい）によって同医局内の鍵付キャビネットに厳重に管理される。

　また，研究結果の公表に際しては対象者の氏名等が直接公開されることがないなど，個人情報保護の観点から十分に配慮する。

　多施設での共同研究の場合，個人情報の取り扱いは倫理指針上明記されていない部分も多く，やや複雑になりますが，以下の点を追記しておくとよいでしょう。

記載例⑤　多施設共同研究の場合

　本研究は，他の研究機関または病院における患者の個人情報（身体情報および病歴）を診療録から抽出し，匿名化したうえで解析目的に研究事務局である当院にデータ提供する必要がある。匿名加工情報の授受に関しては「人を対象とする医学系研究に関する倫理指針」第6章第17項に準拠し，個人情報保護法を遵守し適正な取り扱いを行う。

　具体的には，研究計画書の倫理審査が，提供元および提供先の両方の機関で受理され，承認されたのちにデータの授受が行われる。研究目的に使用する患者の身体情報および病歴以外の個人情報は削除し匿名化したうえで研究事務局に電子データとして郵送により提供することとする。提供したデータは，その項目，提供者の氏名，提供日付，修正があった場合にはその記録を含め提供元施設の研究責任者が管理する。なお，研究の再現性，データの信頼性を担保するために，研究IDと各施設の患者識別IDの対応表は各施設で作成し，その電子データは外付けハードディスクに保存し，各施設の研究責任者の指名するデータ管理担当者が鍵付キャビネット内に保管する。

第7章のまとめ

(1) 医療技術評価についてHTAという概念が注目されているが，倫理的な議論はまだ十分ではない。
(2) 明らかな研究不正としてFFPが挙げられる。悪意がなくても自分の発表がspinに該当しないか，自問自答する必要がある。
(3) 個人情報保護法改正をめぐって臨床研究は危機にさらされたが，心ある臨床医の行動によって守られた経緯を理解し，丁寧に研究計画書を記載する必要がある。

おわりに

　まず忙しい若手外科医の先生方がここまでおつきあいいただきましたことを，心より感謝を申しあげます。

　カルテ調査研究のような誰もがやった，またはできると思っている臨床研究でも，実は奥が深く，体系的な方法論を学ぶ必要がある，そしてそのためには十分な時間とコストをかける必要がある，ということが本書の大きな1つのメッセージです。これまでにたくさんの学会・研究会に参加し，数えきれないほどの演題発表を見聞きしてきましたが，質疑においてその臨床研究の"方法論"について議論する人はいまだ少数派です。実際，学会場で研究の目的，患者の組み入れ基準，比較対照の設定，アウトカム設計の根拠などについて質問をすると，なぜそんな変なことを聞くのだという顔をされることが多いです。しかし，目的や方法論が明確でなければ結果を論じる意味はなくなってしまうのです。

　大規模な臨床試験やビッグデータ解析が世間の注目を集めていますが，若手外科医が日常診療で遭遇する小さな疑問を解決することは，もしかしたらそれ以上に大切なことかもしれません。小さいけれども重要"small but significant"な臨床疑問を解決する手段を学ぶこと，それは臨床医が臨床医であり続けるために大切な研究マインドをもつということと同義です。日々のカルテを適切に記し，その結果をまとめて分析を行う，そして結果をまた明日からの診療に生かす，この繰り返しによって臨床医は臨床医たりえるのではないでしょうか。

　外科医としての手技の修行と，臨床研究の勉強を両立させることは容易ではありません。しかし，これからの長い外科医人生をより充実したものにするためにも，どこかで集中して臨床研究を学び，深く考える時間が必要ではないでしょうか。そのタイミングがいつかといわれれば，所属施設や診療科の都合もあって個人個人で異なるでしょう。しかしチャンスが来たと思ったら臆せずチャレンジし，存分に臨床研究の世界に浸かっていただけることを祈念いたします。

本多　通孝

索引

あ

アウトカム	31, 78, 102
—— の記載	139
—— の分析	139
アウトカム・レポーティングバイアス	
	23, 68

い

医学中央雑誌	24
医療広告ガイドライン	45
一般バイアス	74
因果関係	44

う

後ろ向き研究	64
—— の利点	70
後ろ向きコホート	66

え

エンドポイント	98
—— の真贋	101

お

オプトアウト	13, 219
横断研究	47

か

仮説	61
—— を立てる	55
仮説検証型研究	59
過去起点コホート研究	58, 66
介入	33, 46
—— の割り付け方法	46
回帰分析	142
—— における変数選択	146
改ざん	213
懐疑主義系研究	7, 46, 167
外的妥当性	184

か（つづき）

患者の行動変容	172
患者報告型アウトカム	83, 103
観察研究	47
—— の利点	192

き

記述研究	44
帰無仮説	62
偽薬	164
行政機関個人情報保護法	218

く

区間推定	147
組み入れ基準	30
—— の設計	34

け

外科医の倫理	186
系統誤差	97
系統的な検索	24
系統的レビュー	25
傾向スコア	178
傾向スコアマッチング	142
結果	31
—— の要約	149
結論, 研究の	154
研究仮説	61
研究疑問 (RQ)	19
研究計画書	13
—— の作成のまとめ	118
研究限界	152
研究公正に関するシンガポール宣言	213
研究資金	201
研究テーマ	5
研究背景・目的を書く	17
研究不正	213
研究倫理	186, 209

こ

コクラン共同計画	26
コホート研究	47
個人識別符号	219
個人情報保護条例	218
個人情報保護法	218
行動変容，患者の	172
交絡	74
交絡因子	79,141
交絡調整	129,141
効果比較研究	44
後方視的研究	70
好ましくない研究行為	213
根拠に基づく医療	163

さ

サンプルサイズ計算	60,106
サンプルサイズ設計	105

し

システマティックな検索	24
シングルブラインド	46
四分位範囲	137
自己決定バイアス	97
時間の作り方	195
質調整生存年	210
実現可能性，研究の	37
主要エンドポイント	98
縦断研究	47
縮小手術を評価する研究	94
出版バイアス	23
術後合併症	204
―― の評価法	93
除外基準	30
症例集積研究	49
症例対照研究	47
情報バイアス	74,87
――，ブラインドと	171
職人系研究	7,46,167
真のエンドポイント	100
新規性，論文の	158

せ

説明変数	142

線形回帰分析	143
選択バイアス	74,87
潜在的交絡因子	78
全数解析	192

そ

ソフトアウトカム	97,103
層別解析	142
増分費用効果比	210

た

タグ，PubMed 検索	28
ダブルブラインド	46,87,169
「だから何なの？」	38
田中角栄の格言	149
多変量解析	141
対照	31,42
対象患者	31
対立仮説	62
代替エンドポイント	100
第一種過誤	61,107
第二種過誤	107
単アーム研究	42
単純ランダム割り付け	46
単盲検法	46
単腕研究	42
探索的横断研究	54
探索的研究	59

ち

チャールソン併存疾患指数	139
中央値	137
中央割り付け	168
中間因子	82
調査項目	73
―― の決定	73
―― を書く	78

て

ディオバン事件	213
データシート作成	199
デザイン	41
―― の記述	47
デザイン設計	2,41
デザイン論	2,41

索引 **227**

低侵襲治療を評価する研究	94	人を対象とする医学系研究に関する倫理	
点推定値	147	指針	13,218
		標準偏差	137

と

トリプルブラインド	169
度数分布	139
盗用	213
統計解析	129
統計学的検出力	108
統計学的検定	61
統制語	27
匿名加工情報	219
独立行政法人等個人情報保護法	218
独立変数	142

な

内的妥当性	184

に

二重盲検	87
二重盲検法	46
入院バイアス	94,97

ね

ねつ造	213

は

ハードアウトカム	103
バイアス	74,87
—— の予防	86
背理法	61
曝露	31
発見的検索	25
反証主義	61

ひ

ヒストグラム	139
ビッグデータ解析	192
ピコ	30
比較可能性	184
比較対照 "C"	42
比較妥当性	184
非識別加工情報	219
非ランダム化比較試験	46

ふ

ブラインド化	46
ブラインドと情報バイアス	171
プライマリエンドポイント	98
プラセボ	46,164
プラセボコントロール（群）	164,170
プラセボ手術	170
不正行為	213
部活系研究	7,46,167
副次エンドポイント	98
文献検索	22
分野融合	130

へ

ペコ	30
平均値	137
片側検定	108

ほ

ホーソン効果	98
方法論，臨床研究の	2

ま

マスク化	46,87
マッチング	142
前向き研究	64
前向き症例対照研究	66

め

メタアナリシス	29
メンターをみつける	206

も

モチベーションの保ち方	195
盲検化	46

ゆ

有意差	62
有意水準	107
有害事象	204

よ

予後因子	79, 141
要配慮個人情報	219
要約，研究結果の	149

ら

ランダム化	86, 168
ランダム化比較試験	46, 166
── の利点	188
ランダム割り付け	46

り

リアルワールド	192
リテラシー，異分野の	130
両側検定	108
倫理	209
倫理的配慮に関する記載例	221
臨床疑問（CQ）	2, 19
臨床研究	1
── の危うさ，手術に関する	3
── の実現可能性	37
── の種類，外科領域の	7
── の方法論	2
── を論文にする	121
臨床研究計画書	13
── の作成のまとめ	118
臨床研究デザイン	41
臨床試験登録に関する医学雑誌編集者	
国際委員会声明	123
臨床データセット入力指数	199

れ

レトロスペクティブ研究	70
例数設計	105
連結可能匿名化	219
連結不可能匿名化	219

ろ

ロジスティック回帰分析	145
論文執筆	121
論文投稿	121
論文投稿後	155

わ

割り付けの隠蔽	168

数字

1次エンドポイント	98
95％信頼区間	148

ギリシャ文字

αエラー	107
αレベル	107
βエラー	108

A

ACCORD 試験	167
allocation concealment	168
assessor blinded	46

B

Berkson バイアス	97

C

C（対照）	31, 42
Cardiac Arrhythmia Suppression Trial（CAST）study	166
case series study	49
Charlson risk index	139
Citizens Council report	211
Clavien-Dindo 分類	204
clinical dataset input index（CDI^2）	199
clinical question（CQ）	2, 19
clinical researcher	3
ClinicalTrials.gov	23
Cochrane Library	25
Common Terminology Criteria for Adverse Events（CTCAE）	93, 204
comparative effectiveness research （CER）	44
Conclusion	154
CONSORT 声明	123
control（C）	31
controlled indexing terms	27

索引 | **229**

Cox 比例ハザードモデル 143

D

Discussion を書く 148

E

editor kick 157
Embase 25
evidence based medicine (EBM) 163
exposure (E) 31

F

fabrication 213
falsification 213

G

GRADE システム 123

H

hand search 26
health technology assessment (HTA) 209

I

ICMJE 123
incremental cost-effectiveness ratio
　(ICER) 210
interquartile range (IQR) 137
interval estimate 147
intervention (I) 33
Introduction を書く 124

L

Limitation 152
LOC-1 study 177

M

MEDLINE 24
meta-analysis 29
MOOSE 声明 123

N

N・SAS 試験 164
no-blinded 46
non-randomized controlled trial
　(NRCT) 46

O

open-label 46
outcome (O) 31
outcome reporting bias 23

P

p 値 62,107
patients (P) 31
Patients and Method を書く 127
patient's reported outcome (PRO) 83,103
PECO 30
PICO 30
placebo surgery 170
plagiarism 213
point estimate 147
population based study 192
potential confounding factors 78
primary endpoint 98
propensity score 178
prospective randomized open blinded
　endpoint (PROBE) 法 46,214
pseudo-limitations 153
publication bias 23
PubMed 24
PubMed 検索のチェックリスト 27

Q

quality-adjusted life year (QALY) 210
questionable research practice (QRP) 213
QUOROM 声明 123

R

R，統計ソフト 133
randomized controlled trial (RCT) 46,166
　── の利点 188
reject，投稿論文の 156
research question (RQ) 19
Results を書く 129
revise 原稿を書く 159
reviewer との闘い 155

S

secondary endpoint 98
sham control 170

sham 手術	170
single arm study	42
spin	135, 215
stage migration	104
standard deviation (SD)	137
STARD イニシアチブ	123
STROBE 声明	66, 123
systematic review	25

T

TRIPOD 声明	124

Type Ⅰ エラー	107
Type Ⅱ エラー	107

U

UMIN-CTR	23
UpToDate	29

W

WHI 試験	167

著者紹介

本多通孝（Michitaka Honda MD, PhD）

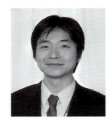

福島県立医科大学低侵襲腫瘍制御学講座（寄付講座）教授
2003年 日本大学医学部卒。2012年 京都大学大学院医学研究科修了。亀田総合病院，東京都立駒込病院で外科研修終了後，川崎市立川崎病院，京都大学再生医学研究所，日本学術振興会特別研究員，がん研究会有明病院，University of Michigan，総合南東北病院，福島県立医科大学災害医療支援講座を経て，2017年より現職。
First または Corresponding Author として 30編の論文を欧文誌に掲載。忙しい外科の診療現場から発信する"面白くて役に立つ臨床研究"を目指して活動を続けている。
また，webサイト「外科領域の臨床研究」(http://fukushimamed.com) を運営し，若手医師の臨床研究支援を行っている。

資格
医学博士
日本外科学会専門医，日本消化器外科学会専門医，日本消化器外科学会指導医
日本内視鏡外科学会技術認定医，日本食道学会食道科認定医
日本臨床疫学会上席専門家

※本文中のイラストも著者自身によるもの

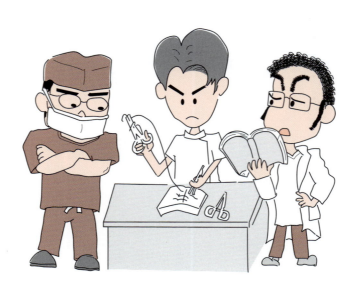